Die „Monographien aus dem Gesamtgebiete der Neurologie und Psychiatrie" stellen eine Sammlung solcher Arbeiten dar, die einen Einzelgegenstand dieses Gebietes in wissenschaftlich-methodischer Weise behandeln. Jede Arbeit soll ein in sich abgeschlossenes Ganzes bilden. Diese Vorbedingung läßt die Aufnahme von Originalarbeiten, auch solchen größeren Umfanges, nicht zu.

Die Sammlung möchte damit die Zeitschriften „Archiv für Psychiatrie und Nervenkrankheiten, vereinigt mit Zeitschrift für die gesamte Neurologie und Psychiatrie" und „Deutsche Zeitschrift für Nervenheilkunde" ergänzen. Sie wird deshalb deren Abonnenten zu einem Vorzugspreis geliefert.

Manuskripte nehmen entgegen

aus dem Gebiete der Psychiatrie: Prof. Dr. M. Müller,
Bern, Bolligenstraße 117

aus dem Gebiete der Anatomie: Prof. Dr. H. Spatz,
6 Frankfurt (Main)-Niederrad,
Deutschordenstraße 46

aus dem Gebiete der Neurologie: Prof. Dr. P. Vogel,
69 Heidelberg, Voßstraße 2

MONOGRAPHIEN AUS DEM GESAMTGEBIETE DER NEUROLOGIE UND PSYCHIATRIE

HERAUSGEGEBEN VON

M. MÜLLER · BERN · H. SPATZ - FRANKFURT/M. · P. VOGEL - HEIDELBERG

HEFT 103

Die gedeckten Schäden des Gehirns

Experimentelle Untersuchungen mit einmaliger, wiederholter und gehäufter stumpfer Gewalteinwirkung auf den Schädel

Von

Friedrich Unterharnscheidt

Dr. med., Privatdozent für Neurologie und Psychiatrie an der Rheinischen Friedrich-Wilhelms-Universität Bonn, wissenschaftlicher Assistent an der Deutschen Forschungsanstalt für Psychiatrie (Max-Planck-Institut) München

Mit 67 Abbildungen

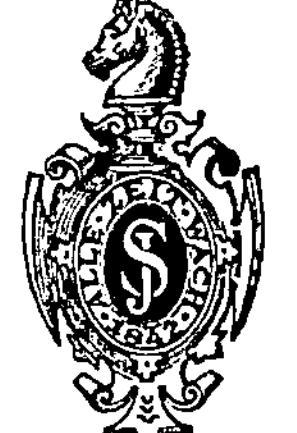

Springer-Verlag Berlin Heidelberg GmbH

1963

Aus dem Institut für Neuropathologie der Universität und dem Rheinischen Hirn-
forschungsinstitut Bonn (Damaliger Direktor: Prof. Dr. GERD PETERS)

Die Arbeit hat in erweiterter Form der Medizinischen Fakultät der Rheinischen
Friedrich-Wilhelms-Universität in Bonn als Habilitationsschrift vorgelegen.

Library of Congress Catalog Card Number 63—15210

ISBN 978-3-540-03031-7   ISBN 978-3-642-86267-0 (eBook)
DOI 10.1007/978-3-642-86267-0

Dem Andenken meiner verstorbenen Lehrer

Professor Dr. Hans Walter Gruhle,
Eh. Direktor der Psychiatrischen und Nervenklinik
der Universität Bonn

Professor Dr. Luis Barraquer-Ferré,
Barcelona, Academico, Presidente de honor
de la Sociedad Española de Neurologia

In Dankbarkeit und Verehrung gewidmet

Inhaltsverzeichnis

* Die Protokolle der Versuche können im Institut eingesehen werden.

Das Jahrhundert ist vorgerückt;
jeder Einzelne
aber fängt doch von vorne an.

(J. W. VON GOETHE, Nachlaß:
Über Natur und Naturwissenschaft)

A.

I. Einleitung und Problemstellung

Hirnschäden nach stumpfer Gewalteinwirkung auf den Schädel gewinnen in zunehmendem Maße ärztliches Interesse und klinische Bedeutung. Allein in der Bundesrepublik beträgt die Zahl der Hirnverletzten aus zwei Weltkriegen — die offenen eingeschlossen — etwa 65000. Wachsende Industrialisierung und Automatisierung, steigende Verkehrsdichte und zunehmende Geschwindigkeit der modernen Verkehrsmittel erhöhen ständig die Zahl der Betriebs- und Verkehrsunfallgeschädigten. Dementsprechend ist die Literatur über Klinik, Therapie und Rehabilitation von Hirnverletzten bereits schwer zu überblicken, wogegen die Zahl der experimentellen Untersuchungen zu Fragen der Grundlagenforschung sehr gering geblieben ist. Die Fülle der klinischen Arbeiten steht zu den wenigen grundlegenden experimentellen Untersuchungen in einem unerwarteten Mißverhältnis.

Die grundlegenden Untersuchungen über die morphologischen Alterationen nach einmaligem stumpfen Schädeltrauma stammen von A. JAKOB (1913), SPATZ (1929, 1931, 1936, 1937, 1941, 1951) und PETERS (1943, 1951, 1959).

Die wesentlichen physiologischen und pathophysiologischen Studien verdanken wir RUSSELL (1932, 1934), DENNY-BROWN u. RUSSELL (1941), DENNY-BROWN (1945) und MEYER u. DENNY-BROWN (1955).

Die Mechanik der stumpfen Gewalteinwirkung auf den Schädel haben u. a. LENGGENHAGER (1936, 1938, 1939, 1947), DIXON (1940), GURDJIAN, HADDAD, LATIMER, LISSNER, STONE und WEBSTER (1943, 1944, 1945, 1947, 1949, 1950, 1953, 1954, 1955, 1957), HOLBOURN (1943), SJØVALL und ANZELIUS (1943), J. SCHNEIDER (1948, 1950, 1951), GÜTTINGER (1950), GROSS (1958), SELLIER (1960) sowie SELLIER u. UNTERHARNSCHEIDT (1963) untersucht.

In einer Studie von DOW, ULETT u. RAAF (1945) wurde erstmals die Geschwindigkeit[1] ermittelt, die ein Gegenstand bestimmter Masse haben muß, um beim Menschen eine Commotio cerebri zu erzeugen. Die Untersuchungen von M. SCHNEIDER (1950, 1953) und seiner Schule, besonders von GÄNSHIRT (1957), über die Durchblutung und die Sauerstoffversorgung des Gehirns haben wichtige Voraussetzungen zum Verständnis der gedeckten Hirnschäden nach stumpfer Gewalteinwirkung geschaffen.

In den letzten Jahren wurden zwar Ergebnisse zur Pathomorphologie der primären geweblichen Veränderungen nach einmaliger stumpfer Gewalteinwirkung auf den Schädel und deren Folgen mitgeteilt, es liegen jedoch keine fundierten experimentellen Untersuchungen vor, die sich mit den klinischen und pathomorphologischen Folgen wiederholter stumpfer Gewalteinwirkung auf den Schädel befassen.

---

[1] Angaben über die dem Schädel erteilte Beschleunigung finden sich nicht.

Unsere Untersuchungen gingen von der klinisch und neuropathologisch wichtigen Fragestellung aus, ob wiederholte stumpfe Gewalteinwirkungen zu besonderen geweblichen Veränderungen am Gehirn führen, wie von klinischer Seite vielfach behauptet wurde. Schließlich stand uns das Bild der Boxerhirnschädigung (Dementia pugilistica) vor Augen.

Die vorliegenden experimentellen Untersuchungen versuchen daher einen Beitrag zu den Problemen der Schädigungen des ZNS durch wiederholte[1] stumpfe Gewalteinwirkung auf den Schädel zu geben. Die primären und sekundären, reaktiven Veränderungen am ZNS nach wiederholten stumpfen Gewalteinwirkungen werden unter Berücksichtigung der Intensität, der Richtung, aus welcher sie erfolgen, und der Zeit dargestellt.

In Vorversuchen wurde geprüft, welche Geschwindigkeit die einwirkende Gewalt haben mußte bzw. welche Beschleunigung dem Schädel zu erteilen war, um bestimmte klinische Erscheinungen bzw. pathomorphologische Alterationen hervorzurufen.

Es war die Intensität der einwirkenden Gewalt zu ermitteln, die groß genug war, zwar das klinische Syndrom der Commotio cerebri zu erzeugen, ohne daß jedoch Substanzdefekte am Gehirn entstanden. Ferner sollte geprüft werden, ob nicht wiederholte Commotionen, in verschieden langen Zeitabständen hervorgerufen, zu pathomorphologischen Alterationen führten.

Von besonderer Bedeutung erschienen uns Untersuchungen über die Wirkung gehäufter[2], unmittelbar aufeinander folgender Gewalteinwirkung mit Dosen, die noch kein Syndrom der Commotio cerebri hervorriefen (sogenannte Subcommotionen). Es war die Frage zu klären, welchen Einfluß Intensität und Richtung einmaliger oder wiederholter stumpfer Gewalteinwirkung auf die Vulnerabilität verschiedener Hirnregionen besaßen.

II. Pathomorphologische und pathophysiologische Vorbemerkungen

Die Mechanismen, die zu einem Hirnschaden führen können, lassen sich sinnvoll in scharfe und stumpfe Gewalteinwirkungen einteilen. Die Folgen scharfer Gewalteinwirkung sind meist offene, die Folgen stumpfer Gewalteinwirkung gedeckte Verletzungen.

Bei scharfer Gewalteinwirkung trifft ein entsprechend geformter Gegenstand auf eine kleine Fläche des Schädelskelets (Stöße und Schläge mit scharfen oder spitzen Gegenständen: Beil, Projektil, Axt, Propeller u. a.). Dies führt bei entsprechender Intensität zu einer Durchtrennung des Schädeldaches, der harten Hirnhaut und des Gehirns und so zu einer primären, direkten oder mechanischen Zerstörung von Hirngewebe, zu einer sog. Hirnwunde. Sie soll in der vorliegenden Arbeit nicht besprochen werden.

Eine stumpfe Gewalteinwirkung trifft das Schädelskelet breitflächig. Daher bleibt allgemein die Dura unverletzt, selbst wenn eine entsprechend hohe Intensität zum Schädelbruch führt.

Auf die Grenzfälle zwischen scharfer und stumpfer Gewalteinwirkung (Prellschüsse u. a.) soll hier nicht eingegangen werden.

---

[1] Von „wiederholter" stumpfer Gewalteinwirkung sprechen wir, wenn die Versuche in mindestens eintägigen Abständen erfolgten.

[2] Von „gehäufter" stumpfer Gewalteinwirkung sprechen wir, wenn die Versuche unmittelbar hintereinander erfolgten.

Unter „gedeckten Hirnverletzungen" werden die Schäden des Gehirns und seiner Häute bei nicht verletzter oder eröffneter harter Hirnhaut verstanden; sie sind im allgemeinen Folge einer stumpfen Gewalteinwirkung auf den Schädel. Die nach stumpfer Gewalteinwirkung auf den Schädel am ZNS auftretenden Veränderungen im Gehirn werden in unmittelbar traumatische pathomorphologische Alterationen und sekundäre kreislaufbedingte Veränderungen unterteilt. Die primären pathomorphologischen Schäden sind als Folge der mechanischen Gewalteinwirkung auf den Schädel aufzufassen; sie sind immer herdförmig, jedoch vielfach multilokulär. Die sekundären oder „reaktiven" (SPATZ) Schäden sind die Folge cerebraler oder peripherer Kreislaufstörungen sowie des posttraumatischen Hirnödems und seiner Komplikationen.

Die hauptsächlichen, nach stumpfer Gewalteinwirkung auf den Schädel vorkommenden morphologischen Veränderungen sind

1. die Kontusionen der weichen Häute und der Hirnrinde (Rindenprellungsherde — SPATZ),

2. die Kontusionen im Mark (Markblutungen),

3. die epiduralen, subduralen und subarachnoidealen Blutungen.

Die genannten pathomorphologischen Alterationen sind direkte Folge der mechanischen Einwirkung der Gewalt auf das Gehirn und seine Häute; sie entstehen im Augenblick der Gewalteinwirkung. Von ihnen sind die sekundären Alterationen zu unterscheiden, deren Folgen vollständige und unvollständige Nekrosen, Blutungen und Ödem sind, das bei den gedeckten Hirnverletzungen keine große Rolle spielt.

Die Regulationsstörungen des Kreislaufs können verursacht sein durch

1. direkte Irritation oder Schädigung der im Hirnstamm liegenden zentralen Kreislaufregulationszentren,

2. indirekte oder sekundäre Irritation oder Schädigung durch primär im Großhirn erfolgte Verletzungen des Hirngewebes,

3. durch Auswirkung unabhängig von zentralen Schädigungen gleichzeitig vorliegender peripherer Verletzungen (Organschädigungen, Blutverlust, Sauerstoffmangel, Verlegung der Atemwege, Kreislaufkollaps u. a.) auf das Zentralnervensystem.

Hiernach ist zu berücksichtigen, daß das Gehirn in Beziehung zum Kreislauf sowohl ein regulierendes als auch ein reguliertes Organ ist (M. SCHNEIDER, TÖNNIS, PETERS).

Es entspricht einer klinischen Erfahrung, daß die Einteilung der stumpfen Verletzungsfolgen in Commotio, Contusio und Compressio cerebri vorgenommen wird. Mit dem Begriff *Commotio cerebri* wird ein *klinischer Symptomenkomplex* umrissen, in welchem die unmittelbar an die stumpfe Gewalteinwirkung eintretende Bewußtlosigkeit das führende Symptom ist. Das klinische Syndrom bei der Commotio cerebri beruht auf einer funktionellen Hirnstörung, die morphologisch faßbare Schäden nicht hinterläßt. Es ist eine Gewalteinwirkung auf den frei beweglichen Schädel von der auf den fixierten Schädel zu unterscheiden: DENNY-BROWN spricht bei einer Gewalteinwirkung auf den frei beweglichen Schädel von einer „acceleration concussion" (Beschleunigungserschütterung), bei einer solchen auf den fixierten Schädel von einer „compression concussion" (Kompressions- oder Quetschungserschütterung).

Eine Sonderform der „compression concussion" stellen diejenigen experimentell erfolgten traumatischen Schädigungen der Hirnsubstanz dar, bei denen nach Trepanation des Schädeldaches auf die freigelegte Dura mit Druckluft bzw. plötzlicher Druckeinwirkung einer Flüssigkeitssäule die Gewalteinwirkung auf die Hirnsubstanz erfolgt. Eine solche Schädigungsform wird als „percussion concussion" von den anderen abgegrenzt.

COURVILLE weist darauf hin, daß die Unterscheidung der „acceleration concussion" von der „compression concussion" keineswegs eine Errungenschaft der neueren Forschung sei; PETER PAAW habe schon 1616 zwischen beiden Formen unterschieden. Es ist allerdings das große Verdienst von DENNY-BROWN u. RUSSELL, durch ihre Untersuchungen seit 1941 gezeigt zu haben, daß die *plötzliche Änderung der Geschwindigkeit des Schädels* den wesentlichen Faktor bei der Erzeugung der Commotio cerebri darstellt.

Der Diagnose *Contusio cerebri* dagegen liegt ein pathomorphologischer Befund zugrunde; SPATZ sowie PETERS haben wiederholt darauf hingewiesen, daß man einen klinischen Symptomenkomplex und einen anatomischen Befund nicht miteinander vergleichen und in Gegenüberstellung bringen könne.

Die Commotio cerebri als leichteren Grad der Contusio cerebri darzustellen (FANO, HEWETT, BECK, BRYANT u. a.), ist, wie sich aus der Darlegung ergibt, unzutreffend und unhaltbar.

Bei der *Compressio cerebri* ist das führende Symptom die Schädelinnendrucksteigerung; sie kann einmal Folge einer Gewalteinwirkung sein, die zu einem Hirnsubstanzdefekt mit einer intracerebralen oder subduralen Blutung führt, zum anderen durch Frakturen von Schädelknochen mit Läsion von extracerebral gelegenen Gefäßen bzw. der Arteria meningea media entstanden sein[1].

III. Vorbemerkungen zur Mechanik der stumpfen Gewalteinwirkung auf den Schädel

Die physikalischen Probleme sollen hier nur soweit referiert werden, als sie für das Verständnis unserer Untersuchungen notwendig sind. Die mechanischen Vorgänge und physikalischen Grundlagen bei stumpfer Gewalteinwirkung auf den Schädel sind durch Untersuchungen von INGVAR (1923), DIXON (1940), MORITZ (1943), HOLBOURN (1943), GURDJIAN u. LISSNER (1944), GURDJIAN, LISSNER, HADDAD u. WEBSTER (1944), JEFFERSON (1944), BRITTON, CORREY u. STEWART (1946), J. SCHNEIDER (1948), GROSS (1958), SELLIER u. MÜLLER (1960) sowie SELLIER u. UNTERHARNSCHEIDT (1960—63) erarbeitet worden. Ein Grund dafür, daß die Forschung erst in den letzten 10 Jahren wesentliche neue Ergebnisse gebracht hat, liegt darin, daß erst mit der Weiterentwicklung und Verfeinerung der elektronischen Meßtechnik die Voraussetzungen geschaffen wurden, Amplituden und Frequenzen der Druckstöße bei stumpfer Gewalteinwirkung auf den Schädel exakt messen zu können. Es waren physikalische Untersuchungen zur Mechanik der stumpfen Gewalteinwirkung auf den Schädel notwendig (SELLIER u. UNTERHARNSCHEIDT), deren Ergebnisse im folgenden zusammengefaßt dargestellt werden.

Um den physikalischen Vorgang durchrechnen und mit den experimentellen Ergebnissen vergleichen zu können, wird die komplizierte Schädelform zweckmäßig durch einen starren, kugelig begrenzten Raum und das Gehirn durch eine Flüssigkeit ersetzt.

Die gewählte Modellflüssigkeit — Wasser, wenig zähes und ziemlich zähes Mineralöl — beeinflußt die Ergebnisse nur gering. Die einzigen Unterschiede bestanden im spezifischen Gewicht und in der zähigkeitsbedingten Dämpfung der durch den Stoß mechanisch angeregten

---

[1] Zu den Problemen des akuten und chronischen subduralen Hämatoms wird in einer getrennten Veröffentlichung Stellung genommen werden.

Flüssigkeit. Die sehr geringen Dichteunterschiede zwischen Hirnrinde, Mark und Liquor sind im Hinblick auf die mechanischen Wirkungen völlig zu vernachlässigen. Die anatomischen Grenzen zwischen Gehirn und Liquor sind für eine akustische Welle — wenn sie aufträte — nicht vorhanden, da beide Medien sich in Dichte ϱ und Schallgeschwindigkeit c gleich sind.

Schlägt der menschliche Schädel — das gleiche gilt auch für den Modellschädel — mit einer bestimmten Geschwindigkeit breitflächig gegen einen Gegenstand mit großer Masse, so wird er plötzlich auf die Geschwindigkeit Null abgebremst.

Es ist gleichgültig, ob die Kugel mit der Geschwindigkeit v auf einen anderen Körper auftrifft und dann abgebremst wird oder ob der andere Körper auf die Kugel trifft und dieser die Geschwindigkeit v erteilt. Hinsichtlich der Kraftwirkung kommt es nur auf die Relativbewegung der beiden Stoßpartner an.

Das Gehirn hat auf Grund seiner Trägheit das Bestreben, sich in der ursprünglichen, durch die einwirkende Gewalt gegebenen Richtung weiterzubewegen (Abb. 1). Die Masse der Flüssigkeit im Modellversuch — das gleiche gilt auch für das Gehirn in vivo[1] — wird auf Grund ihrer Trägheit in Bewegungsrichtung am Stoßpol gegen die innere Begrenzung der starren Schädelhülle gedrückt, während am entgegengesetzten Pol die Flüssigkeit sich von dieser Begrenzung zu entfernen trachtet. Es besteht so am Stoßpol ein positiver Druck (Überdruck), am Gegenpol ein negativer Druck (Unterdruck oder Sog), vergleichbar mit der Sogwirkung einer Kolbenpumpe. Als Bezugsnorm wird der atmosphärische Druck $= 1$ Atm angenommen und willkürlich gleich Null gesetzt. Der positive Druck nimmt in Richtung zum Kugelmittelpunkt gleichmäßig ab, d. h. der positive Druck am Stoßpol geht stetig in den negativen am Gegenpol über; an einer bestimmten Stelle im Schädel (Knotenpunkt) muß er durch Null gehen. Aus den gleichen Gründen herrscht auch in der gesamten Äquatorialebene der Druck Null.

GÜTTINGER hat auf Anregung von STOCHDORPH das Problem der Abbremsung einer Kugel mit ideal starren Wänden vom Radius r, die sich mit einer Geschwindigkeit v_0 bewegt, auf die Geschwindigkeit von $v = 0$ durchgerechnet. Nach GÜTTINGER und nach SELLIER ergibt sich, daß die Vorgänge in der Flüssigkeit entscheidend abhängen vom Verhältnis der Stoßzeit t_s zur Zeit t_0, die eine Schall oder Druckwelle braucht, um den Durchmesser $2r$ der Kugel zu durcheilen. Es ergeben sich nach GÜTTINGER zwei Möglichkeiten: *ist $t_s \ll t_0$, die Stoßzeit also klein gegenüber der Laufzeit der Welle*, so treten ausgeprägte Druckmaxima und -minima, die vom Rand der Kugel zur Mitte vorstoßen und ihre Amplituden dabei vergrößern, auf. In der Mittelebene der Kugel (Ebene durch den Äquator, wobei die

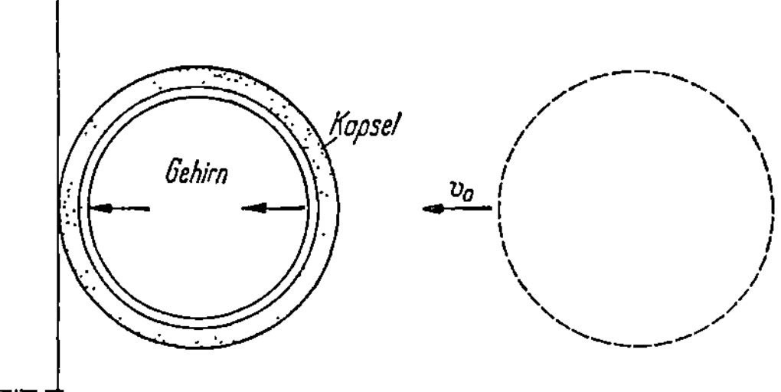

Abb. 1. Beim Stoß gegen eine feste Wand wird der Schädel stark abgebremst, während das Gehirn wegen seiner Trägheit weiterfliegt und gegen die Schädelkapsel gedrückt wird. Dadurch entsteht an der Stoßstelle ein Überdruck (linker Pfeil), an der dem Stoß gegenüberliegenden Stelle ein Unterdruck (negativer Druck, rechter Pfeil). Physikalisch ist es gleichgültig, ob sich die Wand bewegt und der Schädel ruht oder umgekehrt, es kommt nur auf die Relativbewegung an

---

[1] In hydrodynamischer Hinsicht besteht kein Unterschied zwischen Modellflüssigkeit und Hirngewebe.

Pole Stoß- und Gegenpolpunkt sind) herrscht immer der Druck Null. Die positive Welle wandert zum Gegenpol, die negative zum Stoßpunkt (Abb. 2). *Ist dagegen die Stoßzeit t_s groß gegenüber t_0, so ändern sich die Verhältnisse grundlegend. Beim Stoß des Schädels mit seiner großen Masse ist die Stoßzeit t_s immer groß gegenüber t_0.*

SELLIER berechnet die Laufzeit der Welle im Schädelmodell

$$t_0 = \frac{2 \cdot 15 \text{ cm}}{1500 \text{ m/sec}} = 0{,}2 \text{ msec}.$$

Die gemessenen Stoßzeiten liegen in einer Größenordnung von 2—4 msec.

Unter diesen Bedingungen treten keine ausgeprägten Druckmaxima oder -minima auf, „sondern die Flüssigkeitskugel hat über dem zum Stoßpunkt

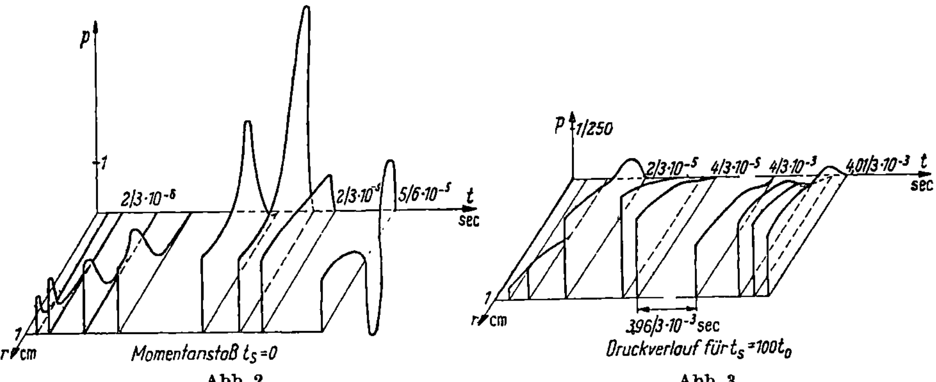

Abb. 2 zeigt den Druckverlauf über dem Radius mit der Zeit als Parameter bei einer Stoßzeit $t_s \ll t_0$. Nach oben ist der Druck in willkürlichen Einheiten aufgetragen, nach rechts die Zeit, nach vorn der Radius. Beim Radius $r = R$ befindet sich die Kugeloberfläche (Stoßpol). Auf der Zeitachse befindet sich der Mittelpunkt der Kugel. Nach hinten ($r < 0$) ist die gleiche Verteilung zu denken, nur mit negativer Amplitude. Bei $r = - R$ wäre der Gegenpol zu finden. Man sieht, wie das Maximum des Druckes mit zunehmender Zeit zum Kugelmittelpunkt eilt und dabei die Amplitude vergrößert (nach GÜTTINGER)

Abb. 3. Hier ist der Druckverlauf für eine Stoßzeit $t_s = 100 \cdot t_0$ dargestellt. Man beachte die Größe des Druckes im Verhältnis zu dem von Abb. 2 (Ordinateneinteilung!) (nach GÜTTINGER)

zeigenden Radius eine monotone positive Druckverteilung, über dem zum Gegenpol hinzeigenden eine entsprechend negative" (SELLIER) (Abb. 3).

Am Stoßherd wächst der Druck bis zum Maximum und fällt zu negativen Werten ab, dann erfolgt wieder ein Anstieg bis über Null hinaus und dann ein Auspendeln um den Druck Null, wobei die Amplituden schnell abnehmen. Am Gegenpol herrscht das gleiche Bild, nur liegen die Amplituden spiegelbildlich zur Druckachse. Die Vorgänge an Stoß- und Gegenpol setzen gleichzeitig ein (Abb. 4). An der der Gewalteinwirkung gegenüberliegenden Stelle herrscht also ein negativer Druck oder Sog, so daß der Ausdruck „Gegenstoßstelle" nicht zutrifft, da das Gehirn ja hier nicht anstößt. Die Bezeichnung ist nur insofern richtig angewandt, wenn man damit die gegenüber der Gewalteinwirkung liegende Stelle meint.

Um die hydrodynamischen Vorgänge im Innern des Schädels erfassen zu können, müssen die unvermeidbaren Eigenschwingungen des Meßsystems höher liegen als die maximal im zu messenden Vorgang enthaltene Frequenz. Nur so kann eine amplituden- und formgetreue Wiedergabe erfolgen. Da beim Stoß mindestens

Frequenzen von 50 bis 100 kHz auftreten, müßte die Eigenschwingung des Meß-systems (piezoelektrischer Druckgeber, Elektrometerverstärker, Kathodenstrahl-oscillograph) entsprechend höher liegen, im vorliegenden Fall bei 250 kHz.

Die Messungen wurden an einem Schädelmodell von 18 cm Innen- und 21 cm Außendurch-messer aus Kunststoff (Trogamid B) und an einem mit Araldit abgedichteten natürlichen Schädel durchgeführt. Am Stoß- und Gegenpol waren je ein Druckgeber eingebaut. Miniatur-druckgeber: Modell PZ 6, Firma Kistler, Eigenfrequenz etwa 250 kHz, piezoelektrisches Prin-zip. Elektrometerverstärker. Oscillograph (wie oben) mit elektronischer Schaltung, um die Vorgänge am Stoß- und Gegenpol gleichzeitig darstellen zu können.

Durch die beim Stoß wirk-samen Kräfte wird keine wesent-liche Dislokation des Gehirns oder einzelner Teile hervorgerufen. Zur physikalischen Erfassung ist die Kompressibilität der Hirnsub-stanz heranzuziehen. Es handelt sich dabei um die Beziehung zwi-schen relativer Volumenänderung in Prozent und dem sie hervor-rufenden Druck. Die entsprechen-de Formel lautet:

Kompressibilität

$$K = \frac{\dfrac{dV}{V}}{p} = \frac{0{,}003\ \%}{\text{Atm}},$$

d. h. bei einem Druck von einer Atmosphäre wird das Volumen einer Flüssigkeit um 0,005% klei-ner, das entspricht bei einem Vo-lumen von 1 l = 1000 cm³ ledig-lich 5 mm³, ein minimaler Betrag, der in Wirklichkeit noch kleiner ist.

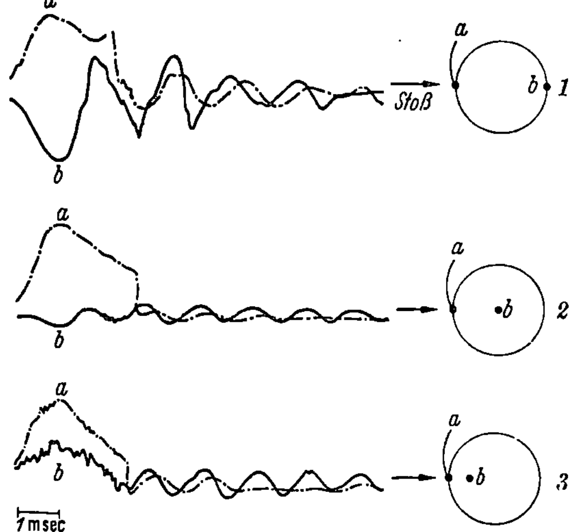

Abb. 4. Experimenteller Druckverlauf in einer flüssig-keitsgefüllten Hohlkugel mit fast starren Wänden bei verschiedener Stellung des „Gegenpol-Druckgebers‟. Kurve *a* Druckverlauf am Stoßpol; Kurve *b* Druckverlauf am Gegenpol. *1.* Die maximale Amplitude bei *a* beträgt 3,0 Atm., die bei *b* —2,1 Atm. Die Abszisse ist die Zeit-achse (1 Quadratseite = 1 msec). Der Druck (absolut) am Stoßpol ist größer als am Gegenpol, weil die Wände nicht ganz starr sind und sich deshalb beim Stoß geringfügig deformieren. Auch ist der Druckverlauf im Beginn weniger steil. *2.* Wie oben. Der Druckgeber befindet sich in der Kugelmitte. *3.* Wie oben. Der Druckgeber befindet sich zwischen Stoßpol und Mittelpunkt der Kugel

Wegen der äußerst geringen Kompressibilität der Flüssigkeit genügen sehr kleine Volumen-änderungen, um schon einen sehr hohen Druck zu erzeugen. Beispielsweise erzeugt eine um 1/100 mm zusammengedrückte Wassersäule von 20 cm Länge (etwa sagittaler Durchmesser des Schädels) einen Überdruck von 1 Atm. Im Gegensatz dazu muß, um den gleichen Überdruck bei einer gleich langen Gassäule zu erzielen, dieselbe auf die Hälfte zusammengedrückt werden.

Für den pathomorphologischen Befund sind folgende physikalische Größen in Betracht zu ziehen: Wir haben zeigen können, daß der positive Druck am Stoß-pol, der negative am Gegenpol am stärksten sind. Physikalisch kommen nur diese beiden Größen für die Entstehung von Alterationen am Hirngewebe in Betracht, da andere Kräfte nicht existieren. Damit übereinstimmend haben klinische und pathomorphologische Beobachtungen ergeben, daß bei frei beweglichem Schädel „Contrecoupverletzungen‟ wesentlich häufiger auftreten als Rindenprellungsherde an der Stoßstelle, mit Ausnahme von Gewalteinwirkungen auf den Schädel aus

Richtung 2 (von vorn). Es verursacht demnach in erster Linie der Unterdruck und seine Folgen die geweblichen Zerstörungen. Noch eine andere Überlegung stützt diese Anschauung: gleichmäßiger Druck auf lebendes Gewebe ergibt auf Grund der Inkompressibilität des Gewebes keine Verschiebung einzelner Teile gegeneinander, sondern die Kräfte heben sich gegenseitig auf. Eine mechanische Schädigung des Gewebes ist — abgesehen von einer kurzzeitigen Kompression der Blutgefäße mit möglichem Ausweichen des Blutes — dadurch nicht möglich. Wirkt jedoch ein negativer Druck auf das Gewebe ein, so versuchen die einwirkenden Kräfte durch Auseinanderziehen die Kontinuität des Gewebes zu unterbrechen. Im allgemeinen vermag aber auch eine Flüssigkeit — auch biologisches Gewebe außer Knochen kann als solche aufgefaßt werden — erhebliche Dehnungskräfte aufzunehmen und somit eine außerordentliche Zerreißfestigkeit zu besitzen, ohne daß es zu einem Verlust des molekularen Zusammenhanges und Gefüges kommt. Findet sich in der Flüssigkeit jedoch Gas — unter Lebensbedingungen sind in allen Körperflüssigkeiten die Gasbestandteile der Luft bis zur Sättigung physikalisch gelöst —, so stellt jede winzigste Gasblase in der Größenordnung von μ und kleiner eine Inhomogenität dar. Die Flüssigkeit wird bei Ausübung eines Soges an dieser Stelle, die den Keim bildet, aufreißen. Das Auftreten solcher Mechanismen hängt von der jeweiligen Zerreißfestigkeit der Flüssigkeit und den angewandten Zugkräften pro Quadratzentimeter (negativer Druck) ab. Der schwankende Gasgehalt eines Systems bringt damit ein gewisses statistisches Element in den Vorgang hinein. Physikalisch läßt sich aber eine Grenze der Zugkräfte angeben, oberhalb derer nichts geschieht, unterhalb derer aber instabile Verhältnisse herrschen:

$$b_{grenz} = \frac{2 \cdot 1000}{16 \cdot 1} = 125\,g.$$

Dieser Wert stimmt völlig mit dem von GROSS experimentell ermittelten überein, nämlich 121 g, der den Grenzwert darstellt, oberhalb dessen Blasen auftreten können.

Die Gleichung ergibt, daß die Grenzbeschleunigung um so kleiner ist, je größer der Schädel. Katzen und Kaninchen mit kleinen Schädeln müssen demnach unempfindlicher gegenüber „Contrecoup-Verletzungen" sein.

Infolge des Soges an der Gegenseite der Gewalteinwirkung können sich feinste Gasblasen bilden, die im Vakuum auftreten und wieder zusammenfallen, sobald der Unterdruck aufhört (sog. Kavitation). Die Gasbläschen drängen das Hirngewebe auseinander und sprengen die feinsten Capillaren. Es werden also Schäden in der anatomischen Struktur gesetzt; feinste Blutungen (sog. Rindenprellungsherde) treten auf. Liegt der Gegenpol an liquorreicher Stelle — etwa einer Zisterne, so fällt hierhin der Bereich des größten negativen Druckes. Die dann auftretenden Gasblasen bleiben für den Liquor ohne Folgen. In diesem Zusammenhang möchten wir erwähnen, daß von einem „Liquorpolster" nur insofern gesprochen werden kann, als das Gehirn von den Stellen ferngehalten wird, an denen der größte negative Druck entsteht. Treten die Gasblasen dagegen an einer Stelle auf, an der sich Hirngewebe befindet, so können, wenn der kritische Druckbereich erreicht wird, Gewebsdefekte entstehen.

Hinsichtlich Einzelheiten verweisen wir auf unsere Untersuchungen „zur Mechanik und Pathomorphologie der stumpfen Schädelverletzungen" (SELLIER u. UNTERHARNSCHEIDT). Hier wird auch zur Literatur Stellung genommen.

IV. Historischer Überblick
über die sogenannten Verhämmerungsversuche

Experimentelle Untersuchungen über gehäufte stumpfe Gewalteinwirkung auf den Schädel sind seit der letzten Hälfte des vergangenen Jahrhunderts durchgeführt worden. Dabei handelte es sich um die sogenannten Verhämmerungsversuche. Mit einem Hammer aus verschiedenem Material und mit verschiedener Masse (die die Autoren nicht angeben) wurden den Versuchstieren eine bestimmte Zeitlang Schläge auf den Gehirnschädel versetzt, teilweise bis zum Exitus des Versuchstieres.

ALQUIE (1865) versetzte Versuchstieren Hammerschläge auf den bloßen und auf den mit Tüchern unterpolsterten Schädel. Außer Knochenbrüchen, Blutergüssen und Quetschungen vermochte er am ZNS keinen pathomorphologischen Befund zu erheben.

KOCH u. FILEHNE (1874) wandten, um eine Commotio cerebri zu erzeugen und um grobe, komplizierende, mechanische Verletzungen zu vermeiden, ebenfalls die Methode des Verhämmerns an. Kaninchen wurden bis zu 90 min, Hunde zwischen 30 und 50 min lang verhämmert. Außer Schädelfrakturen konnten die Autoren an Gehirn und Rückenmark keine auffälligen pathomorphologischen Veränderungen wahrnehmen.

ALESSI (1896) verhämmerte die Versuchstiere in einem Zeitraum von 10 min und tötete sie in bestimmten Zeitabständen. Bei der mikroskopischen Untersuchung fand er nach 24 Std eine Hyperämie der kleinen Gefäße und nach 3 Tagen um die Gefäße der Pia mater kleinzellige Infiltrationen. Die Gefäßwände sollen teilweise verändert gewesen sein mit Auflagerung von Thromben. Die kleinen Gefäße der Molekularschicht der Rinde sahen „hyalin" aus, die perivasculären Lymphräume waren erweitert.

SCAGLIOSI (1898) vermerkt, daß bei verhämmerten Tieren schon nach 1 Std Zellveränderungen nachweisbar gewesen seien. Die pathomorphologischen Veränderungen bestanden in „varicöser Atrophie, Entartungshypertrophie des Zelleibes, Chromatolyse, Vacuolenbildung im Zelleib, Homogenisierung des Kerns bis zum völligen Untergang der Zellen".

Alle früheren Experimente wurden ohne genauere Angaben der Intensität und Stoßrichtung der Gewalteinwirkung mitgeteilt. Sie lassen ferner Angaben über das Verhalten der Versuchstiere vermissen.

V. Die morphologischen Gewebsveränderungen am Gehirn
nach einmaliger stumpfer Gewalteinwirkung auf den Schädel
(Subcommotio und Commotio cerebri)[1]

Feingewebliche Untersuchungen der Veränderungen nach Gewalteinwirkung auf den Schädel setzen erst im letzten Jahrzehnt des vergangenen Jahrhunderts ein.

SCHMAUSS (1890) berichtete von Degeneration der Tigroidsubstanz der Nervenzellen mit Veränderungen von Achsenzylindern und Myelinscheiden nach experimenteller Commotio cerebri.

Die ersten histologisch bedeutenden und noch heute gültigen experimentellen Untersuchungen stammen von A. JAKOB (1913). Die Gewalteinwirkung auf den Schädel erfolgte mit einem Winkelhammer von bestimmtem Gewicht, der in einem festgesetzten Winkelgrad durch eigene Kraft ein oder mehrere Male herabfiel. Bei diesen Untersuchungen wurden also erstmalig reproduzierbare Angaben über die

---

[1] Über die primären traumatischen Alterationen berichten wir in einer getrennten Studie (SELLIER u. UNTERHARNSCHEIDT).

Intensität der Gewalteinwirkung gemacht. Weitere Vorzüge liegen darin, daß das ZNS der Versuchstiere — Kaninchen und Affen — nach verschieden langer Überlebenszeit untersucht wurde.

Bei einigen Tieren lagen gröbere Schädigungen wie Blutungen oder Erweichungen im Gehirn vor. Bei diesen Tieren kann man demnach nur von einer komplizierten Commotio cerebri (SPATZ) sprechen. Der Prädilektionssitz der vielfach aufgefundenen „punktförmigen Hämorrhagien" lag im Bereich der Medulla oblongata und des oberen Halsmarks; nur bei zwei Tieren bestanden kleinere capilläre Blutungen in der Großhirnrinde. JAKOB betont, daß er auch bei länger überlebenden Tieren, deren Verletzung einige Zeit zurücklag, capilläre Blutungen von verhältnismäßig frischem Charakter fand. Er glaubt, mit diesen Befunden — die er im Sinne der „traumatischen Spätapoplexie" deutet — die von BOLLINGER (1891) beschriebenen Befunde stützen zu können.

JAKOB ist der Ansicht, es trete eine diffuse Schädigung des Nervengewebes auf, sichtbar an dem hochgradigen Untergang von Nervenfasern. An den Ganglienzellen bestanden Blähungen des Zelleibes, Homogenisierung der Chromatinzeichnung bei seitwärts gedrängtem Kern und Zerfall der Ganglienzellen in basophile Granula. JAKOB weist auf die Eigenart des klinischen Begriffes der Commotio cerebri hin, in dem die vorübergehende Natur der Erscheinungen und die Rückbildung der funktionellen Störungen betont werde. Es müsse also der Begriff der Erholung auch auf die anatomische Schädigung ausgedehnt werden.

Er betont insbesondere, daß vornehmlich die langen Projektionssysteme der motorischen Bahnen und die hinteren Wurzeln, auch das cerebelläre System sowie das hintere Längsbündel befallen wurden.

Es fällt uns auf, daß JAKOB keine Rindenprellungsherde beschreibt. Wahrscheinlich lag die Intensität der Gewalteinwirkung in einer Größenordnung, die zwar Blutungen aus kleineren Gefäßen erzeugte, aber nicht ausreichte, um ausgeprägte Rindenprellungsherde zu bewirken.

Die nachstehend zitierten experimentellen Untersuchungen von WINDLE, GROAT u. FOX (1944), GROAT, WINDLE u. MAGOUN (1944), WINDLE u. GROAT (1945), GROAT u. SIMMONS (1950) sowie CHASON, HADDAD, WEBSTER u. GURDJIAN (1955) werden ausführlicher referiert, weil sie eine grundsätzliche kritische Stellungnahme erfordern. Das Hauptproblem liegt in der Gegensätzlichkeit der Befunde dieser Autoren und den Anschauungen von SPIELMEYER und seiner Schule, nach denen einem disseminierten Ganglienzellausfall Gliazellproliferation folgt.

WINDLE, GROAT u. FOX (1944) führten stumpfe Gewalteinwirkungen auf den Schädel von 36 Meerschweinchen mit einem Pendel durch. Nach verschiedenen Zeitabständen wurden die Versuchstiere getötet; die Überlebenszeit betrug bis zu 32 Tage.

Nach wenigen Stunden war angeblich die Nissl-Substanz fragmentiert, in anderen Zellen agglutiniert. Viele Neurone blieben jedoch unbeeinflußt. Die Chromatolyse begann in weniger als 24 Std nach dem Schlag, die Veränderungen waren am 6. oder 8. Tag am deutlichsten. Einige Neurone waren völlig zerstört. Diese Chromatolyse soll sich nach Angabe der Verfasser von einer solchen nach Nervendurchtrennung oder Asphyxie unterscheiden. Die Nervenfasern und Myelinscheiden waren kaum betroffen.

In allen Experimenten wurden Veränderungen im Nucleus vestibularis lateralis und in den großen Neuronen des Tegmentums des Mittelhirns, des Pons und der Formatio reticularis der Medulla oblongata von den Autoren gefunden. Nach schweren Schlägen war auch der Nucleus ruber, der Nucleus terminalis tractus spinalis nervi trigemini, der Nucleus vestibularis medialis und der Nucleus cochlearis befallen. Geringe Veränderungen, aber keine Chromatolyse, zeigten die großen Pyramidenzellen des Großhirns, unverändert waren die basalen Ganglien des Kleinhirns.

Das Ausmaß der Schädigungen war nach Angaben der Verfasser proportional der Schwere und Anzahl der Schläge. Blutungen wurden nur selten beobachtet. Die cytopathologischen Veränderungen waren nach Ansicht der Autoren nicht durch diese Blutungen verursacht.

GROAT, WINDLE u. MAGOUN (1944) erzeugten bei elf Rhesusaffen eine experimentelle Commotio cerebri mit einem Pendel oder durch Schlag mit einem Hammer. Nähere Angaben über die Intensität der Gewalteinwirkung wurden nicht gemacht. Zwischen den einzelnen Schlägen lagen Erholungsintervalle (einige Tiere waren narkotisiert).

Unmittelbar nach der Gewalteinwirkung fehlten die Cornealreflexe bis zu 75 sec; Atemstillstand bestand bis zu 60 sec. Die elektrische Reizschwelle der motorischen Großhirnrinde war erhöht, weniger die der motorischen Hirnnervenkerne.

Die bemerkenswertesten Veränderungen zeigte das Gehirn eines Affen, der vier Schläge mit einem Hammer erhalten hatte und 8 Tage später getötet worden war. Im ganzen Hirnstamm fanden sich pathomorphologische Alterationen, hauptsächlich der „interneuralen" Systeme, von den primären motorischen Kernen schien keiner geschädigt zu sein (keine näheren Angaben über die Art der Veränderungen).

Die großen Neurone des Nucleus ruber, der Formatio reticularis, der Brücke, des Vestibulariskernes, des Nucleus olivaris superior, und des Nucleus reticularis lateralis zeigten Chromatolyse. Manche Zellen waren kaum noch zu erkennen, viele enthielten keine Nissl-Schollen.

Ähnliche Veränderungen fanden die Verfasser auch bei anderen Tieren. Die rostral vom Mesencephalon gelegenen Hirnteile waren in geringerem Maße verändert. Nur die Pyramidenzellen schienen geschrumpft und hyperchromatisch, zeigten aber keine Chromatolyse. Das Cerebellum war unverändert, die Thalamusveränderungen nicht eindeutig. Die Verfasser fanden keine interstitiellen Blutungen und keine Gefäßreaktionen, auch keine Reaktionen der Glia und keine Degenerationen, Veränderungen oder Schwellungen der Myelinscheiden.

WINDLE u. GROAT (1945) führten Untersuchungen an Meerschweinchen durch: 63 Versuchstiere und 25 Kontrolltiere von 300—450 g Gewicht. Die Tiere erhielten teils einmalige teils mehrmalige Schläge mit einem Metallpendel auf den frei beweglichen Schädel, in einigen Fällen in wöchentlichen Abständen. Zum Teil wurde Narkose gegeben. Die Überlebenszeiten waren verschieden lang. Es wurde eine Stufenserie vom Nucleus ruber zum unteren Ende des Cerebellum durch den Hirnstamm geführt und die histologischen Schnitte zwecks Zellauszählung mit Thionin gefärbt.

Es wurden ausgezählt der motorische Kern des Trigeminus, die großen Zellkomponenten des Nucleus lateralis vestibuli und die großen Neuronen der Formatio reticularis des Mittelhirns, des Pons und der Medulla oblongata und alle Zellen, die größer als 30 μ im Durchmesser waren und die Nucleoli erkennen ließen. Die entsprechenden pathomorphologischen Veränderungen waren bereits von WINDLE, GROAT u. FOX beschrieben worden.

WINDLE u. GROAT erklärten, daß ihre Untersuchung nicht das Ausmaß des Zellunterganges nach einmaliger stumpfer Gewalteinwirkung aufzeige, noch könnten aus ihr Angaben bezüglich der Reversibilität der Chromatolyse nach stumpfer Gewalteinwirkung auf den Schädel mit Subcommotionsdosen gemacht werden. Zweifellos führe aber die einzelne stumpfe Gewalteinwirkung den Untergang einzelner Neuronen des Hirnstammes herbei.

Beim Meerschweinchen erzeugten GROAT u. SIMMONS (1950) eine Commotio cerebri mit dem von WINDLE, GROAT u. FOX beschriebenen Pendel. Die leicht anaesthesierten Tiere erhielten einen einzelnen Schlag. Die Intensität der Gewalteinwirkung blieb unerwähnt. 13 Monate nach dem Trauma wurden die Tiere getötet.

Die Verfasser zählten bei den traumatisierten und nicht traumatisierten Tieren die Zellen mit sichtbaren Nucleoli in bestimmten Arealen aus. Sie fanden angeblich einen bemerkenswerten Zellverlust in der Formatio reticularis, im Nucleus vestibularis lateralis und im Nucleus ruber. Dagegen zeigte sich kein Verlust im motorischen Trigeminuskern und im Abducenskern.

Wir haben die obigen Arbeiten so ausführlich referiert, um unsere Einwände deutlicher machen zu können. Zur Beurteilung der mechanischen Wirkung der vorgenommenen Experimente wiederholen wir, daß die Kenntnis der Beschleunigung des Schädels unerläßlich ist, weil sie in dem Vorgang der entscheidende Faktor ist. Die Angabe der Geschwindigkeit[1] der einwirkenden Gewalt allein ist ungenügend, zumal wenn sie nur beschreibend, d. h. ohne Zahlenangabe erfolgt; sie fehlt wiederholt gänzlich. Die Gewalteinwirkung wurde meist einzeln vorgenommen; wiederholte Gewalteinwirkung wurde stets nur in kleiner Zahl erteilt.

Es wurden bestimmte Hirnareale von Tieren, die keine Gewalteinwirkung erlitten hatten, mit solchen verglichen, bei denen ein oder mehrere Experimente durchgeführt worden waren. Die Verfasser zählten diese Areale statistisch nach Zellen mit sichtbaren Nucleoli aus. Selbst nach längerer Überlebenszeit wurden keinerlei Gliaproliferationen beobachtet. Die beschriebenen Zellveränderungen scheinen oft nicht eindeutig pathologisch zu sein.

Nimmt man als Maßstab die Forderungen der Spielmeyer-Schule, so können die beschriebenen und teils fotografisch belegten pathomorphologischen Alterationen nicht mit hinreichender Sicherheit als intra vitam entstanden aufgefaßt werden. Die von den Verfassern mitgeteilten geweblichen Veränderungen liegen gerade in den Hirnabschnitten, in denen nach unseren experimentellen Untersuchungen nur geringe oder keine physikalischen Kräfte wirksam werden.

B.

I. Eigene Untersuchungen

1. Versuchsanordnung und Methodik

Eine wesentliche Voraussetzung für Versuche an Tieren mit wiederholter stumpfer Gewalteinwirkung auf den Schädel liegt darin, daß die jeweilige Gewalteinwirkung unter immer gleichen Bedingungen mit einer exakt dosierbaren Intensität vorgenommen wird. Diese Voraussetzung wurde erreicht durch die Anwendung der von FOLTZ, JENKNER u. WARD angegebenen „concussion gun", einer Gasdruckkanone.

Bei der „concussion gun" (Abb. 5) handelt es sich im wesentlichen um einen geschlossenen Zylinder mit Manometer, der aus einer Preßluft- oder Kohlensäureflasche mit dem gewünschten Druck beschickt werden kann. Nach Lösen eines Hebelzuges setzt sich der Druck im Zylinder auf den in einem Rohr liegenden Bolzen mit bekannter Masse fort und treibt ihn über die Rohrmündung hinaus. Der Bolzen wird, wenn er das Führungsrohr um 3,5 cm überragt, durch eine Haltevorrichtung gestoppt. Aus dem in atü meßbaren Druck im Zylinder und der

---

[1] Die Geschwindigkeitsangabe allein ist nicht ausreichend. Vgl. S. 14, ferner die ausführlichen Darlegungen bei SELLIER u. UNTERHARNSCHEIDT, in denen zu den Begriffen Geschwindigkeit und Beschleunigung Stellung genommen wird.

bekannten Masse des Bolzens läßt sich die Geschwindigkeit am Austritt aus dem Führungsrohr (sog. v_0) errechnen bzw. graphisch an einer Tabelle abgreifen. Das Kolbengewicht beträgt 0,800 kp, die Masse des Kolbens $(m) = 0,0815\,\dfrac{\text{kp} \cdot s^2}{m}$, die Kolbenfläche 2,123 cm².

Das Druckgeschwindigkeitsdiagramm (Abb. 6) vermittelt die Relation zwischen dem Druck im Zylinder, in atü gemessen, und der Geschwindigkeit des Bolzens beim Verlassen des Führungsrohres. Auf der Abszisse ist der Zylinderdruck

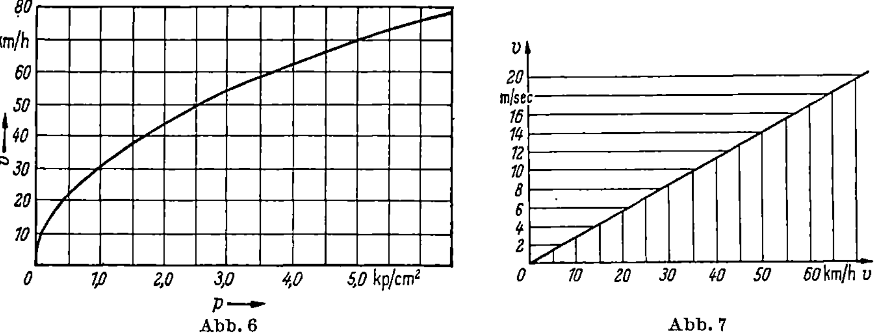

Abb. 5. Concussion gun (links). Aus dem nach links gerichteten Führungsrohr ragt der Bolzen heraus. Am Vorderteil des Druckzylinders befindet sich der Auslösehebel. Auf dem Zylinder ein Ventil zur Regulation des Druckes im Zylinder. Dahinter das Manometer. Rechts die Druckluftflasche mit Reduzierventil und zuführendem Druckschlauch (nach FOLTZ, JENKNER u. WARD)

in atü angegeben, auf der Ordinate die Geschwindigkeit des Bolzens beim Austritt aus dem Führungsrohr (sog. v_0). Das Geschwindigkeitsschaubild (Abb. 7) erlaubt, die Geschwindigkeit des Bolzens, gemessen in m/sec, in km/Std umzurechnen. Auf der Ordinate ist die Geschwindigkeit in m/sec, auf der Abszisse in km/Std eingetragen.

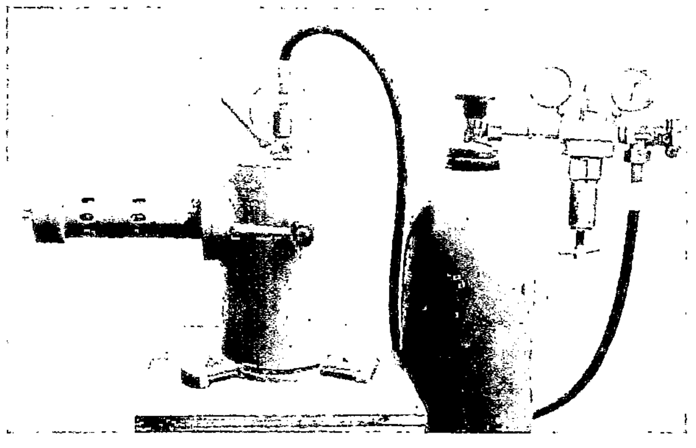

Abb. 6   Abb. 7

Abb. 6. Druckgeschwindigkeitsdiagramm. Ordinate: Geschwindigkeit des Bolzens am Austritt aus dem Führungsrohr (v_0) in km/Std. Abszisse: Druck im Zylinder der „concussion gun" in atü

Abb. 7. Geschwindigkeitsschaubild. Ordinate: Geschwindigkeit des Bolzens am Austritt aus dem Führungsrohr (v_0) in m/sec. Abszisse: Entsprechende Geschwindigkeit in km/Std

Bei unseren Untersuchungen kamen Druckwerte zwischen 0,5 und 4,5 atü zur Anwendung, die entsprechenden Geschwindigkeiten liegen zwischen 6,1 und 18,3 m/sec bzw. 22,0 und 66,0 km/Std.

Die folgende Tabelle gibt die Geschwindigkeit des Bolzens bei Verlassen des Führungsrohres (v_0) bei verschiedenen in atü meßbaren Drücken im Zylinder der „concussion gun" in m/sec bzw. km/Std an.

atü	m/sec	km/Std
0,5	6,1	22,0
0,7	7,1	25,0
0,8	7,5	27,0
1,0	8,3	30,0
1,2	9,4	34,0
1,5	10,5	37,0
2,0	12,2	44,0
2,5	13,6	49,0
3,0	15,0	54,0
3,5	16,1	58,0
4,0	17,2	62,0
4,5	18,3	66,0

Der Bolzen erhält durch den jeweiligen Druck im Zylinder beim Austritt aus dem Führungsrohr eine bestimmte Geschwindigkeit (v_0). Dem Schädel wird hierdurch eine Beschleunigung erteilt, die mit Hilfe eines Beschleunigungsmessers registriert wurde.

Die wesentliche physikalische Größe beim Stoß sind die Kräfte, die auf die knöcherne Hülle und das Gehirn einwirken. Die ausgeübten Kräfte sind proportional der Beschleunigung: Kraft = Masse $\times$ Beschleunigung (d. h. bei gleicher einwirkender Kraft ist die Beschleunigung um so größer, je kleiner die Masse ist). Die Geschwindigkeit spielt nur insofern eine Rolle, als unter gleichen Verhältnissen die Beschleunigung etwa proportional der Geschwindigkeit ist. Eine Geschwindigkeitsangabe allein ist wertlos, weil durch das zwischen beiden Stoßkörpern befindliche Material sich die Beschleunigung wesentlich ändern kann. Deshalb wurde die Beschleunigung an zwei Modellen mit einer Masse von 7,74 kp und 4,26 kp sowie am Kaninchen- und Katzenschädel experimentell ermittelt. Ein Beschleunigungsgeber wurde an der der Gewalteinwirkung gegenüberliegenden Seite am Schädel des narkotisierten Tieres fest angebracht und durch ein hochisolierendes Kabel mit einem Anpassungsverstärker verbunden, dessen Ausgang zu einem Kathodenstrahloscillographen führte. Die Gewalteinwirkung auf den Schädel erfolgte mit der „concussion gun" mit Geschwindigkeiten von 6,1 bis 15,0 m/sec.

Beschleunigungsgeber: Typ 4331, Firma Bruel & Kjaer. Eigenfrequenz: 49 kHz. Meßprinzip: piezoelektrischer Effekt. Kathodenstrahloscillograph: Typ 533, Firma Tektronix.

Druck im Zylinder in atü	Geschwindigkeit des Bolzens (v_0)		Beschleunigung in g	
	m/sec	km/Std	Katze	Kaninchen
0,5	6,1	22,0	125	—
0,7	7,1	25,0	205	190
0,8	7,5	27,0	—	260
1,0	8,3	30,0	—	280
1,2	9,4	34,0	315	400
1,5	10,5	37,0	360	450
2,0	12,2	44,0	440	370*
2,5	13,6	49,0	525	—
3,0	15,0	54,0	—	490*

Das Schirmbild wurde mit einer Leica fotografiert; Agfa-Fluorapidfilm.

Bei der Gewalteinwirkung mit einer Geschwindigkeit von 12,2 m/sec traten bei dem Kaninchen ausgedehnte Frakturen der Schädelknochen auf. Die beiden mit * versehenen g-Zahlen beim Kaninchen sind infolgedessen kleiner, als sie sein müßten, wenn der Schädel unverletzt geblieben wäre(mangelhafte Kraftübertragung auf das Meßgerät). Bei der Katze traten keine Schädelfrakturen auf.

Dem Versuchstier wurde ein Holzwürfel von 1 cm Kantenlänge so mit Palavit auf dem Calvarium befestigt, daß die Vorderkante in der Verbindungslinie zwischen den Vorderflächen beider Ohren lag, also ungefähr über der Parietalregion. Durch das zunächst plastische Palavit ließ sich ein breitflächiges Aufliegen des Klotzes und eine Verbindung mit der Haut des Schädeldaches erreichen. Nach Polymerisation des Palavit hatte sich die ursprünglich plane Unterfläche des Klotzes der Wölbung des Calvariums angepaßt. Ein Stoß oder Schlag mußte das Schädeldach bzw. das darunter liegende Gehirn also breitflächig treffen und in idealer Weise ein stumpfes Schädeltrauma bewirken.

Die Gewalteinwirkung erfolgte stets — mit Ausnahme von fünf Versuchstieren — aus Schlagrichtung 5 (von oben) nach der Einteilung von SPATZ.

Lediglich bei fünf Versuchstieren erfolgte die Gewalteinwirkung von hinten, also aus Schlagrichtung 1. Die Untersuchungen wurden durchgeführt um festzustellen, ob die Richtung der Gewalteinwirkung bei *gleicher Intensität* zu verschiedenen klinischen Befunden bzw. pathomorphologischen Alterationen führte.

Die Gewalt wirkte auf den frei beweglichen, nicht fixierten Schädel ein. Es handelt sich also um eine „acceleration concussion" (Beschleunigungserschütterung) nach DENNY-BROWN u. RUSSELL.

Über die Experimente wurde für jedes Versuchstier ein Protokoll geführt, in welchem die Dauer der Bewußtlosigkeit[1], Cornealreflexe, Ohrmuschelreflexe, Atmung, Herzschlag, Nystagmus, Krampfen u. a. vermerkt wurden[2]. Die Versuche wurden an 59 Tieren durchgeführt (13 ausgewachsene Kaninchen und 46 Katzen). Insgesamt wurden 1066 Experimente vorgenommen. Die Überlebenszeit der Tiere betrug zwischen 2 min und 314 Tagen. Einige Tiere kamen nach der ersten Gewalteinwirkung ad exitum. Die maximale Zahl der Gewalteinwirkungen war bei zwei Katzen je 160.

Die Tiere wurden in Nembutalnarkose dekapitiert. Das Gehirn — bei länger überlebenden Versuchstieren auch das Rückenmark — wurde sofort entnommen und in 5- bzw. 10%igem Formalin fixiert. Das gehärtete Gehirn wurde in Frontalscheiben zerlegt. Die Stücke wurden in Zelloidin bzw. Paraffin eingebettet und in Stufenserien aufgearbeitet. Vom Rückenmark wurden jeweils zwei Stücke der Cervical-, Thoracal- und Lumbalregion entnommen. Die Schnittdicke betrug bei Paraffinschnitten 8 μ, bei Zelloidinschnitten 22 μ. Die Schnitte wurden gefärbt nach NISSL, BODIAN, mit Hämatoxylin-Eosin, nach VAN GIESON, HEIDENHAIN, MASSON-GOLDNER und PERDRAU.

Im folgenden werden die Versuche nach der Intensität der einwirkenden Gewalt in Gruppen zusammengefaßt. Es folgen Angaben über Häufigkeit und Intensität, über den makroskopischen und mikroskopischen Hirnbefund sowie über das klinische Verhalten der Versuchstiere.

2. Verhalten und morphologischer Befund der Versuchstiere nach einmaliger, wiederholter bzw. gehäufter stumpfer Gewalteinwirkung auf den Schädel

Gewalteinwirkung aus Schlagrichtung 5 (von oben).

a) Gehäufte, unmittelbar hintereinander erfolgte, stumpfe Gewalteinwirkung mit Geschwindigkeiten von 7,1—8,3 m/sec (0,7—1,0 atü) auf den Schädel von *Kaninchen* und *Katzen* (D 10, 42, 43, 47, 45, 46, 36, 22, 44, 49, 50).

b) Wiederholte stumpfe Gewalteinwirkung auf den Schädel von *Kaninchen* mit einer Geschwindigkeit von 8,3—9,4 m/sec (1,0 und 1,2 atü) in eintägigen bis einwöchigen Abständen (D 7, 6, 9, 8, 13, 14, 12, 4, 5, 3, 1, 2).

c) Wiederholte stumpfe Gewalteinwirkung auf den Schädel von *Katzen* mit einer Geschwindigkeit von 8,3 m/sec (1,0 atü) (D 33, 30) und von 9,4 m/sec (1,2 atü) (D 27, 31, 34) in wenigstens eintägigen Abständen.

---

[1] Bei Bewußtlosigkeit lagen Katzen bzw. Kaninchen ohne Tonus auf der Seite; die Tiere reagierten nicht auf sensible Reize. Mit wieder einsetzendem Bewußtsein hoben die Tiere den Kopf, richteten sich auf, setzten sich auf.

[2] Die Protokolle der Versuche können im Institut eingesehen werden.

d) Wiederholte stumpfe Gewalteinwirkung auf den Schädel von *Katzen* mit einer Geschwindigkeit von 10,5 m/sec (1,5 atü) (D 32, 35, 25, 37).

e) Wiederholte stumpfe Gewalteinwirkung auf den Schädel von *Katzen* mit einer Geschwindigkeit von 12,2 m/sec (2,0 atü) (D 21, 28, 38, 29, 15, 39, 26, 24, 16).

f) Stumpfe Gewalteinwirkung auf den Schädel von *Katzen*
mit einer Geschwindigkeit von 13,6 m/sec (2,5 atü) (D 20, 41, 19, 23),
mit einer Geschwindigkeit von 15,0 m/sec (3,0 atü) (D 40),
mit einer Geschwindigkeit von 16,1 m/sec (3,5 atü) (D 18 und 58),
mit einer Geschwindigkeit von 17,2 m/sec (4,0 atü) (D 59, 48, 56, 17),
mit einer Geschwindigkeit von 18,3 m/sec (4,5 atü) (D 60, 57).
Gewalteinwirkung aus Schlagrichtung 1 (von hinten).

g) Stumpfe Gewalteinwirkung auf den Schädel von *Katzen*
mit einer Geschwindigkeit von 13,6 m/sec (2,5 atü) (D 53, 52, 51).

Stumpfe Gewalteinwirkung auf den Schädel von *Katzen*
mit einer Geschwindigkeit von 15,0 m/sec (3,0 atü) (D 55, 54).

In der folgenden Zusammenstellung sind sämtliche Versuchstiere nach der Intensität der erteilten Geschwindigkeit, der Zahl der Gewalteinwirkungen und der Dauer der Überlebenszeit in Gruppen dargestellt.

Nummer des V.-T.	Intensität der einwirkenden Gewalt in atü, m/sec, km/h, g	Tierart	Gesamtzahl der Gewalteinwirkungen	Überlebenszeit ab erster Gewalteinwirkung
D 10	3 × 0,7 atü	Kaninchen	15	5 Tage 5 Std
D 42	5 × 0,7 atü	Katze	20	10 Tage
D 43	10 × 0,7 atü	Katze	40	30 Tage
D 47	10 × 0,7 atü	Katze	100	34 Tage
D 45	10 × 0,7 atü	Katze	160	30 Tage
D 46	10 × 0,7 atü	Katze	160	35 Tage
	0,7 atü = 7,1 m/sec = 25,0 km/Std = Katze 205 g, Kaninchen 190 g			
D 36	5 × 0,8 atü	Katze	55	30 Tage
	0,8 atü = 7,5 m/sec = 27,0 km/Std = Katze 260 g			
D 22	7 × 1,0 atü	Katze	7	4½ Tage
D 44	5 × 1,0 atü	Katze	9	1 Tag
D 49	10 × 1,0 atü	Katze	20	34 Tage
D 50	15 × 1,0 atü	Katze	30	34 Tage
	1,0 atü = 8,3 m/sec = 30,0 km/Std			
D 7	1,0 atü =	Kaninchen	2	1½ Tage
D 6	8,3 m/sec =	Kaninchen	3	2½ Tage
D 9	30,0 km/Std =	Kaninchen	3	2½ Tage
D 8	280 g	Kaninchen	3	3½ Tage
D 13		Kaninchen	4	3 Tage
D 14		Kaninchen	43	54 Tage
D 12		Kaninchen	48	55 Tage
D 4		Kaninchen	30	103 Tage

Nummer des V.-T.	Intensität der einwirkenden Gewalt in atü-m/sec-km/h, g	Tierart	Gesamtzahl der Gewalteinwirkungen	Überlebenszeit ab erster Gewalteinwirkung
D 5		Kaninchen	30	103 Tage
D 3		Kaninchen	62	137 Tage
D 1	1,2 atü =	Kaninchen	10	66 Tage
D 2	9,4 m/sec =	Kaninchen	24	167 Tage
	34,0 km/Std =			
	400 g			
D 33	1,0 atü	Katze	2	2 Tage
D 30		Katze	29	80 Tage
D 27	1,2 atü =	Katze	14	50 Tage
D 31	9,4 m/sec =	Katze	29	80 Tage
D 34	34,0 km/Std =	Katze	45	80 Tage
	315 g			
D 32	1,5 atü =	Katze	1	3 Std
D 35	10,5 m/sec =	Katze	27	37 Tage
D 25	37,0 km/Std =	Katze	30	150 Tage
D 37	360 g	Katze	31	80 Tage
D 21	2,0 atü =	Katze	1	11 min
D 28	12,2 m/sec =	Katze	5	108 Tage
D 38	44,0 km/Std =	Katze	6	15 Tage
D 29	440 g	Katze	8	69 Tage
D 15		Katze	19	99 Tage
D 39		Katze	22	60 Tage
D 26		Katze	39	140 Tage
D 24		Katze	40	140 Tage
D 16		Katze	68	282 Tage
D 20	2,5 atü =	Katze	1	6 min
D 41	13,6 m/sec =	Katze	4	14 Tage
D 19	49,0 km/Std =	Katze	7	43 Tage
D 23	525 g	Katze	41	150 Tage
D 40	3,0 atü =	Katze	4	12 Tage
	15,0 m/sec =			
	54,0 km/Std			
D 18	3,5 atü =	Katze	2	10½ Tage
D 58	16,1 m/sec =	Katze	2	18 Tage
	58,0 km/Std			
D 59	4,0 atü =	Katze	1	2 min 30 sec
D 48	17,2 m/sec =	Katze	1	3 min
D 56	62,0 km/Std	Katze	1	4 min 30 sec
D 17		Katze	1	8 min 30 sec
D 60	4,5 atü =	Katze	1	3 min 30 sec
D 57	18,3 m/sec =	Katze	1	4 min 20 sec
	66,0 km/Std			
D 53	2,5 atü =	Katze	1	3 min
D 52	13,6 m/sec =	Katze	1	3 min 30 sec
D 51	49,0 km/Std	Katze	1	4 min 15 sec
D 55	3,0 atü =	Katze	1	4 min 5 sec
D 54	15,0 m/sec =	Katze	1	4 min 15 sec
	54,0 km/Std			

a) Stumpfe Gewalteinwirkungen auf den Schädel von Kaninchen und Katzen mit einer Geschwindigkeit von 7,1—8,3 m/sec gehäuft unmittelbar hintereinander

Tier	Gesamtzahl der Gewalteinwirkung an 1 Tag	Zahl der Tage mit Gewalteinwirkungen	Gesamtzahl der Gewalteinwirkungen	Letzte Gewalteinwirkung Tage nach Versuchsbeginn	V.-T. getötet	Tage nach der letzten Gewalteinwirkung
*Kaninchen 3×7,1 m/sec**						
D 10	3	5	15	5	5	(spontan † 5½ Std)
Katze 5×7,1 m/sec						
D 42	5	8 (jeden 2. Tag)	20	8	10	2
Katzen 10×7,1 m/sec						
D 43	10	8 (jeden 2. Tag)	40	8	30	22
D 47	10	10	100	10	34	24
D 45	10	16	160	16	30	14
D 46	10	16	160	16	35	19
*Katze 5×7,5 m/sec**						
D 36	5	17	55	17	30	13
*Katze 4×8,3 m/sec**						
D 22	4	4	7 (Exitus b. 2. Serie n. 3. Gewalteinw.)	4	4	(spontan † 10 Std)
Katze 5×8,3 m/sec						
D 44	5	2	9 (Exitus b. 2. Serie n. 4. Gewalteinw.)	2	2	(spontan † 3 min 30 sec)
Katze 10×8,3 m/sec						
D 49	10	2	20	2	34	32
Katze 15×8,3 m/sec						
D 50	15	2	30	2	34	32

* Zylinderdruck der Concussion gun	Geschwindigkeit des Bolzens bei Verlassen des Führungsrohres (v_0)	Dem Katzenschädel erteilte Beschleunigung
0,7 atü	7,1 m/sec = 25,0 km/Std	~ 205 g (Kaninchen 190g)
0,8 atü	7,5 m/sec = 27,0 km/Std	~ 260 g
1,0 atü	8,3 m/sec = 30,0 km/Std	~ 280 g

D 10 Kaninchen. 15 Gewalteinwirkungen mit jeweils 0,7 atü (7,1 m/sec) täglich dreimal unmittelbar hintereinander in eintägigem Abstand.

Überlebenszeit: etwa 5 Tage,

Bewußtlosigkeit: einmal, Gesamtdauer der Bewußtlosigkeit: 10 sec,

Benommenheit: einmal,

Krampfen: zweimal, Gesamtdauer des Krampfens: 30 min 10 sec.

Während einmalige Gewalteinwirkung bei Kaninchen mit 7,1 m/sec nicht zu klinischen Erscheinungen führt, konnte durch jeweils drei unmittelbar hintereinander durchgeführte

Experimente mit der gleichen Intensität am 3. Versuchstag Bewußtlosigkeit und Krampfen bewirkt werden. Die Gesamtdauer der Bewußtlosigkeit beträgt 10 sec. 5½ Std. nach der 15. Gewalteinwirkung, die am 5. Tag nach Versuchsbeginn erfolgte, kommt das Tier ad exitum.

Pathomorphologischer Befund. An den Unterflächen beider Temporallappen und den Temporalpolen flächenhafte subarachnoideale Blutungen, die nach dorsal bis zur Medulla oblongata reichen. In der Umgebung der Tractus optici und des Chiasma opticum finden sich frische, z. T. konfluierende Blutungen, die bis in das subcorticale Marklager reichen. In beiden Sehnerven lassen sich ebenfalls Blutungen nachweisen. Die Umgebung der Blutungen

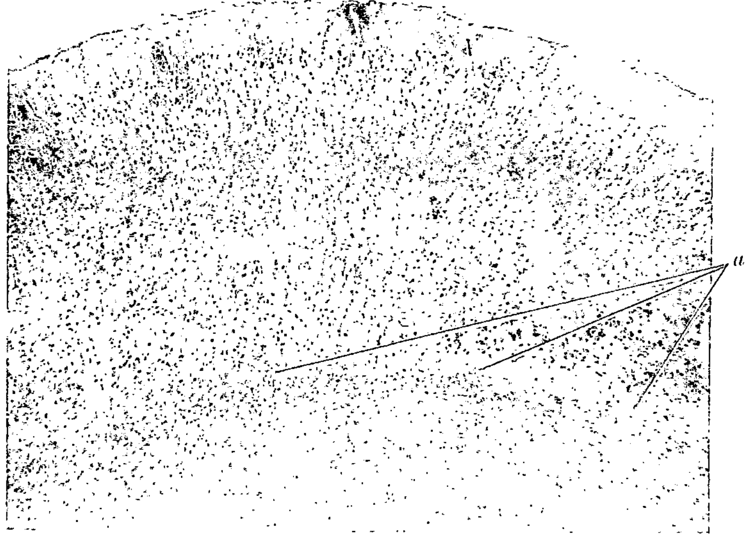

Abb. 8. D 10 Kaninchen. Großhirn. Ödem, vor allem streifenförmige Auflockerung innerer Rindenschichten bei *a*. Hämatoxylin-Eosin, 20:1

an der Hirnbasis ist nekrotisch. Im Thalamus zeigen die Ganglienzellen eine Homogenisierung der Nissl-Substanz mit Auflösung. Zelleib und Kerne sind nur noch schwach und schemenhaft dargestellt. Das Marklager ist aufgelockert; es finden sich ausgeprägte perivasculäre Höfe, die z. T. mit seröser Flüssigkeit gefüllt sind. Auffällig ist eine Zone aufgelockerten Gewebes, die sich schalenförmig in inneren Rindenschichten findet (Abb. 8). In der Großhirnrinde finden sich viele beginnende ischämisch veränderte Zellen. Bei der Hämatoxylin-Eosin-Färbung ist der Zelleib homogen rötlich tingiert, die Zellfortsätze sind korkenzieherartig gewunden, der Kern ist geschrumpft. Die Purkinjezellen im Kleinhirn sind vor allem an den lateral gelegenen Windungskuppen des Kleinhirnwurms geschrumpft, z. T. völlig ausgefallen. In diesen Abschnitten ist die Bergmannsche Glia mäßiggradig proliferiert.

Zusammenfassung. In basalen Abschnitten des Großhirns subarachnoideale Blutung. Substanzdefekte an den Tractus optici. Mittelgradiger Ausfall von Purkinjezellen mit Proliferation von Bergmannscher Glia im Kleinhirn. (Vgl. Abb. 53, S. 82.)

D 42 Katze. 20 Gewalteinwirkungen von jeweils 0,7 atü (7,1 m/sec) jeweils fünfmal unmittelbar hintereinander in zweitägigen Abständen.
Überlebenszeit: 10 Tage,
Bewußtlosigkeit: ∅,
Benommenheit: ∅,
Krampfen: ∅.
Die Versuche wurden mit einer Geschwindigkeit von 7,1 m/sec fünfmal unmittelbar hintereinander an 4 Tagen vorgenommen, insgesamt 20mal. Keine Bewußtlosigkeit.

Nach den ersten Serien von fünf Experimenten bestand eine einige Stunden anhaltende reversible Paraparese der Vorderläufe.

Pathomorphologischer Befund. An Groß- und Kleinhirn ist der Befund unauffällig.

D 43 Katze. 40 Gewalteinwirkungen von jeweils 0,7 atü (7,1 m/sec) jeweils 10mal unmittelbar hintereinander.

Überlebenszeit: 30 Tage,
Bewußtlosigkeit: zweimal, Gesamtdauer der Bewußtlosigkeit: 4 min 45 sec,
Benommenheit: $\emptyset$,
Krampfen: $\emptyset$.

Es wurden 40 Gewalteinwirkungen mit einer Intensität von 7,1 m/sec in 8 Tagen in vier Serien zu jeweils 10 unmittelbar aufeinanderfolgenden Versuchen durchgeführt. Bei der ersten und dritten Serie trat nach der zehnten Gewalteinwirkung Bewußtlosigkeit auf. Nach jeder Serie lagen Paraparesen der Vorderläufe vor, auch ohne Bewußtlosigkeit. Die Paraparesen der Vorderläufe bildeten sich innerhalb einiger Tage zurück, so daß nur noch eine Gangunsicherheit bestehen blieb mit häufigem Einknicken bzw. Überschlagen der Vorderläufe. Nach 5 Tagen waren die Paraparesen nicht mehr nachweisbar.

Pathomorphologischer Befund. An Groß- und Kleinhirn ist der Befund unauffällig.

D 47 Katze. 100 Gewalteinwirkungen von jeweils 0,7 atü (7,1 m/sec) täglich zehnmal unmittelbar hintereinander.

Überlebenszeit: 34 Tage,
Bewußtlosigkeit: $\emptyset$,
Benommenheit: $\emptyset$,
Krampfen: $\emptyset$.

Die Gewalteinwirkung mit einer Intensität von 7,1 m/sec in Serien zehnmal unmittelbar hintereinander in eintägigem Abstand wurde innerhalb von 10 Tagen durchgeführt; bei dieser Intensität trat keine Bewußtlosigkeit auf. Dagegen fand sich immer eine Schwäche der vorderen Extremitäten, die manchmal so hochgradig war, daß das Tier einknickte und nicht mehr laufen konnte. Das Versuchstier wurde 24 Tage nach der letzten Serie — also am 34. Tag nach Versuchsbeginn — getötet.

Pathomorphologischer Befund. Beginnende Gliaproliferation, vor allem von Astroglia, in der Molekularschicht beider Großhirnhemisphären. Beginnende ischämische Nervenzellveränderungen in beiden Großhirnhemisphären, insbesondere mantelkantennah. Bei der Färbung mit Hämatoxylin-Eosin stellt sich das Cytoplasma rötlich tingiert dar. Das Marklager beider Großhirnhemisphären zeigt mäßiggradige Gliaproliferation, vor allem von protoplasmatischer Astroglia.

Im Bereich des Kleinhirns sind die Purkinjezellen — vor allem an den lateral gelegenen Kuppen des Wurmes — geschrumpft und hyperchromatisch; der Kern läßt sich nicht mehr mit Sicherheit darstellen. Stellenweise sind die Purkinjezellen völlig verschwunden. Die Bergmannsche Glia zeigt mäßiggradige Proliferation. Bei der Färbung mit Hämatoxylin-Eosin ist das Cytoplasma der Purkinjezellen rot tingiert. Das Kleinhirnmarklager zeigt mäßige Gliaproliferation, vor allem von protoplasmatischer Astroglia. Auch im Bereich der Kleinhirnmarklagerkerne ist Gliaproliferation erkennbar. In den absteigenden Pyramidenbahnarealen besteht mittelgradige Gliaproliferation, vorzugsweise aus Astro-, weniger aus Mikroglia. Daneben sieht man auch eine weniger ausgeprägte Gliaproliferation des Gollschen und Burdachschen Stranges.

Zusammenfassung. Keine primären mechanischen Alterationen. Beginnende ischämische Zellveränderung in den Großhirnhemisphären. Mäßiggradige Gliaproliferation im Großhirnmarklager. Mittelgradige Veränderungen an den Purkinjezellen. Gliaproliferationen im Bereich der Pyramidenbahnareale und der aufsteigenden Bahnen des Gollschen und Burdachschen Stranges.

D 45 Katze. 160 Gewalteinwirkungen von jeweils 0,7 atü (7,1 m/sec) täglich zehnmal unmittelbar hintereinander.

Überlebenszeit: 30 Tage,
Bewußtlosigkeit: $\emptyset$,
Benommenheit: $\emptyset$,
Krampfen: $\emptyset$.

Die Gewalteinwirkung mit 7,1 m/sec in Serien zehnmal unmittelbar hintereinander in eintägigem Abstand wurde in 16 Tagen durchgeführt. Bei dieser Intensität wurde Bewußtlosigkeit nicht erzielt. Dagegen trat immer an den vorderen Extremitäten Schwäche bis deutliche Paraparese auf. Die Paraparesen der Vorderläufe waren zunächst ausgeprägter. Im zweiten Teil der Serie bestand nur noch eine leichte Schwäche, an den letzten Versuchstagen fanden sich überhaupt keine sicheren Paresen mehr.

Pathomorphologischer Befund. Im Bereich des Groß- und Kleinhirns ist kein auffälliger Befund wahrzunehmen.

D 46 Katze. 160 Gewalteinwirkungen von jeweils 0,7 atü (7,1 m/sec) täglich zehnmal unmittelbar hintereinander.
Überlebenszeit: 35 Tage,
Bewußtlosigkeit: einmal, Gesamtdauer der Bewußtlosigkeit: 20 sec,
Benommenheit: $\emptyset$,
Krampfen: $\emptyset$.
Die Gewalteinwirkung mit 7,1 m/sec in Serien zehnmal unmittelbar hintereinander in eintägigem Abstand wurde in 16 Tagen durchgeführt, insgesamt 160mal. Es trat lediglich am 5. Tag Bewußtlosigkeit für die Dauer von 20 sec auf. Eine erhebliche Schwäche der Vorderläufe, die z. T. so hochgradig war, daß das Tier nicht mehr zu laufen vermochte, fand sich vor allem in der ersten Hälfte des Versuchs. Im zweiten Abschnitt des Versuchs waren die Paraparesen der Vorderläufe geringer ausgeprägt. Bei der letzten Serie wurden sie nicht mehr mit Sicherheit nachgewiesen.

Pathomorphologischer Befund. In der Molekularschicht mäßiggradige Proliferation, weniger von Mikroglia, mehr von Astroglia. In der gesamten Großhirnrinde sieht man ischämische Nervenzellveränderungen. Bei der Färbung mit Hämatoxylin-Eosin stellt sich der Zelleib rötlich dar. Vor allem ist die dritte und fünfte Rindenschicht von den ischämischen Veränderungen befallen. Auffällig sind die Veränderungen in der zweiten Rindenschicht. An verschiedenen Stellen sind die Zellen weitgehend zerfallen, der Kern stellt sich nicht mehr dar, das Protoplasma ist erheblich eingebuchtet und gezackt, es zeigt Vacuolen. Zum Teil sieht man nur noch zerfallene Zellreste. In beiden Großhirnhemisphären zeigt das Marklager mittelgradige Gliaproliferation. An einigen Stellen sieht man symplasmatische Verbände von Astroglia.

Im Kleinhirn sind die Purkinjezellen geschrumpft, hyperchromatisch; der Kern stellt sich oft nicht mehr dar. Ausfall von Purkinjezellen, vor allem im Bereich der lateral gelegenen Windungskuppen des Kleinhirnwurms. Im Kleinhirnmarklager besteht erhebliche Gliaproliferation, vorzugsweise von Astroglia. Man bemerkt symplasmatische Verbände. Die absteigenden Bahnen — insbesondere die Pyramidenbahnen — zeigen mittelgradige Gliaproliferation.

Zusammenfassung. Ischämische Nervenzellveränderungen in der gesamten Rinde beider Großhirnhemisphären, insbesondere der dritten und fünften Schicht. Gliaproliferation im Großhirnmarklager beiderseits. Untergang von Purkinjezellen. Gliaproliferation im Kleinhirnmarklager und im Bereich der Pyramidenbahnen.

D 36 Katze. 55 Gewalteinwirkungen von jeweils 0,8 atü (7,5 m/sec) täglich fünfmal unmittelbar hintereinander.
Überlebenszeit: 30 Tage,
Bewußtlosigkeit: 19mal, Gesamtdauer der Bewußtlosigkeit: 82 min 10 sec (17. Tag nicht feststellbar),
Benommenheit: sechsmal,
Krampfen: $\emptyset$.
Die Gewalteinwirkung mit 7,5 m/sec in Serien fünfmal unmittelbar aufeinanderfolgend wird in 17 Tagen durchgeführt, insgesamt 55mal. Es zeigt sich, daß im allgemeinen nach der ersten Gewalteinwirkung an einem Tage keine Bewußtlosigkeit eintritt, daß sie sich erst nach mehrfacher Gewalteinwirkung einstellt. Nach der 20. Gewalteinwirkung — am 5. Tage — tritt erstmals für einige Stunden ohne vorangegangene Bewußtlosigkeit eine Paraparese der Vorderläufe auf, die nach dem 25. Experiment bestehen bleibt. Das Versuchstier liegt mit gestreckten Vorderläufen auf der Seite, tritt sich, um von der Stelle zu kommen, mit den

Hinterläufen vorwärts. Es besteht Astasie und Sitzunvermögen. Die zunächst schlaffe Parese wird zunehmend spastischer. Wegen des bedrohlichen klinischen Bildes wurden keine weiteren Versuche unternommen. Das Tier liegt in der Folge mit zunehmender spastischer Paraparese der gestreckten Vorderläufe auf der Seite und wird 13 Tage später — am 30. Tag nach der ersten Gewalteinwirkung — tot aufgefunden.

Pathomorphologischer Befund. In beiden Großhirnhemisphären finden sich in der Rinde vereinzelt zugrundegegangene Nervenzellen. An diesen Stellen ist die Mikroglia mäßiggradig proliferiert, ebenso in der Molekularschicht beider Großhirnhemisphären. Die Glia beider Großhirnmarklager ist mäßiggradig proliferiert. Zum Teil sieht man symplasmatische Zellverbände.

Im Kleinhirn sind die Purkinjezellen — vor allem an den lateral gelegenen Kuppen des Kleinhirnwurms — nicht mehr dargestellt, z. T. zeigen sie Vacuolen und Zerfall, teilweise sind sie geschrumpft und hyperchromatisch. Die Körnerzellschicht ist mäßiggradig gelichtet, die Bergmannsche Glia proliferiert. (Vgl. Abb. 44, S. 76.)

Zusammenfassung. Disseminierter Ausfall von Nervenzellen in beiden Großhirnhemisphären mit Mikrogliaproliferation. Kreislaufbedingte Veränderungen im Bereich des Kleinhirns.

D 22 Katze. 7 Gewalteinwirkungen von jeweils 1,0 atü (8,3 m/sec) in viertägigem Abstand viermal bzw. dreimal unmittelbar hintereinander.

Überlebenszeit: 106 Std,
Bewußtlosigkeit: dreimal, Gesamtdauer der Bewußtlosigkeit: 12 min 30 sec,
Benommenheit: einmal,
Krampfen: $\emptyset$.
Die unmittelbar aufeinander folgenden Versuche mit 8,3 m/sec führen erst nach dem vierten Experiment zu Benommenheit. Nach viertägigem traumafreien Intervall wirken erneut drei Experimente unmittelbar hintereinander mit der gleichen Intensität auf den Schädel ein. Die Dauer der Bewußtlosigkeit nimmt nach jeder Serie zu (3 sec, 2 min, 10 min). Die Cornealreflexe sind beiderseits auslösbar. 10 Std nach der dritten Gewalteinwirkung an diesem Tage — nach der siebten insgesamt — kommt das Tier ad exitum. Es ist anzunehmen, daß die erhebliche subdurale Blutung zusammen mit der Blutung in den III. Ventrikel 10 Std nach der letzten Gewalteinwirkung den Tod des Tieres verursacht hat.

Pathomorphologischer Befund. Über der rechten Hemisphäre liegt eine massive subdurale Blutung vor. Weitere multiple kleinere frische Blutungen finden sich in beiden Hemisphären und im Bereich der Brücke. Der III. Ventrikel ist mit geronnenen Blutmassen tamponiert.

Zusammenfassung. Massive subdurale Blutung über der rechten Großhirnhemisphäre. Blutung in den III. Ventrikel.

D 44 Katze. 9 Gewalteinwirkungen von jeweils 1,0 atü (8,3 m/sec) täglich fünfmal bzw. viermal unmittelbar hintereinander.

Überlebenszeit: 24 Std,
Bewußtlosigkeit: zweimal, Gesamtdauer der Bewußtlosigkeit: 3 min 40 sec,
Benommenheit: $\emptyset$,
Krampfen: $\emptyset$.
Die Experimente mit 8,3 m/sec fünfmal unmittelbar hintereinander in eintägigem Abstand können nur an 2 Tagen durchgeführt werden. Am 2. Tag kommt das Versuchstier nach dem vierten Experiment — insgesamt nach der neunten Gewalteinwirkung — ad exitum nach erfolgloser künstlicher Beatmung und schließlichem Aussetzen der Herztätigkeit nach 3 min 30 sec. Bei dieser Intensität trat Bewußtlosigkeit erst nach Häufung von unmittelbar aufeinanderfolgender Gewalteinwirkung ein.

Pathomorphologischer Befund. Über der rechten Fronto-Parietalregion findet sich eine flächige epidurale Blutung von der Größe eines Zehnpfennigstückes. Über beiden Kleinhirnhemisphären sieht man flächenhafte subarachnoideale Blutungen, die die einzelnen Läppchen weit auseinandergedrängt haben. Im Kleinhirnwurm und in beiden Kleinhirnhemisphären multiple frische Blutungen in der Körnerschicht, den Markstrahlen und der Molekularschicht. Der III. Ventrikel ist mit geronnenen Blutmassen tamponiert.

Zusammenfassung. Epidurale Blutung. Ausgedehnte flächenhafte subarachnoideale Blutung über dem Kleinhirn. Multiple kleinere Blutungen im Kleinhirnwurm und in den Kleinhirnhemisphären.

D 49 Katze. 20 Gewalteinwirkungen von jeweils 1,0 atü (8,3 m/sec) täglich zehnmal unmittelbar hintereinander.

Überlebenszeit: 34 Tage,
Bewußtlosigkeit: einmal, Gesamtdauer der Bewußtlosigkeit: 3 min,
Benommenheit: $\emptyset$,
Krampfen: $\emptyset$.

Die Gewalteinwirkung erfolgte mit einer Geschwindigkeit von 8,3 m/sec jeweils zehnmal unmittelbar hintereinander an zwei aufeinanderfolgenden Tagen. Nach den ersten zehn Experimenten trat keine Bewußtlosigkeit auf, jedoch bestand Paraparese der Vorderläufe, die am nächsten Tag noch anhielt. Nach der letzten Gewalteinwirkung am zweiten Tag trat Bewußtlosigkeit für die Dauer von 3 min auf. Der sofort einsetzende Atemstillstand erforderte sofortige künstliche Beatmung, bis nach 3 min die Spontanatmung wieder einsetzte. Die Cornealreflexe waren während der ganzen Zeit beiderseits auslösbar. Es bestand schwere Paraparese der Vorderläufe. Das Tier lag mit weggestreckten Vorderläufen auf der Seite, konnte sich nicht aufrichten, vermochte nicht zu sitzen oder zu laufen. Die Paraparesen der Vorderläufe wurden in den folgenden Tagen zunehmend spastisch. Das Versuchstier vermochte sich am 8. Tag fortzubewegen, immer noch auf der Seite liegend und sich mit den Hinterläufen fortschiebend. 34 Tage nach Versuchsbeginn wurde es getötet.

Pathomorphologischer Befund. In beiden Großhirnhemisphären findet sich in der Molekularschicht mittelgradige Proliferation der Glia; sie ist in mantelkantennahen Anteilen der Parietalregion am ausgeprägtesten. Man bemerkt symplasmatische Zellverbände. Es besteht mittelgradiger disseminierter Ausfall von Nervenzellen. Stellenweise sieht man beginnende Mikrogliaproliferation. In sämtlichen Rindenschichten liegen beginnende ischämische Nervenzellveränderungen vor.

Im Kleinhirn ist die Glia in der Molekularschicht, weniger ausgeprägt auch in den Markstrahlen, proliferiert. Es findet sich ein mittelgradiger Ausfall von Purkinjezellen, z. T. diffus, z. T. betont um lateral gelegene Kuppen von Läppchen, vor allem des Kleinhirnwurms. Stellenweise sind die Purkinjezellen erheblich geschrumpft, hyperchromatisch; die Kerne sind nicht mehr dargestellt. Zum Teil finden sich auch vacuolige Veränderungen des Cytoplasmas mit zerfallenden Kernen. Das Kleinhirnmarklager zeigt Astrogliaproliferation, teilweise mit Bildung von Gliarasen. Die Pyramidenbahnen lassen Gliaproliferation — vor allem von Astroglia — erkennen mit Zusammenlegung von Gliazellen zu symplasmatischen Verbänden. Die gleichen Veränderungen zeigen auch die aufsteigenden Bahnen, vor allem der Gollsche und Burdachsche Strang.

Zusammenfassung. Keine primären traumatischen Alterationen. Nervenzellausfall in beiden Hemisphären. Gliaproliferation im Großhirnmarklager. Kreislaufbedingte Veränderungen im Kleinhirn. Gliaproliferation in den auf- und absteigenden Bahnen.

D 50 Katze. 30 Gewalteinwirkungen von jeweils 1,0 atü (8,3 m/sec) täglich 15mal unmittelbar hintereinander.

Überlebenszeit: 34 Tage,
Bewußtlosigkeit: $\emptyset$,
Benommenheit: $\emptyset$,
Krampfen: $\emptyset$.

Die Gewalteinwirkung wird mit einer Geschwindigkeit von 8,3 m/sec in Serien von 15 Versuchen unmittelbar hintereinander an zwei aufeinanderfolgenden Tagen vorgenommen. Weder nach der ersten noch nach der zweiten Versuchsserie liegt Bewußtlosigkeit vor. Es besteht unmittelbar nach der ersten Serie eine Tetraparese, die vorne ausgeprägter ist als hinten. Nach der zweiten Serie besteht ein vollständiger Tonusverlust, alle vier Läufe hängen schlaff paretisch herab und werden spontan nicht bewegt. Am 7. Tag nach Versuchsbeginn — das Tier hält auch die Hinterläufe gestreckt — hat sich die Parese an den Hinterläufen leicht zurückgebildet. Am 23. Tag nach Versuchsbeginn besteht noch eine deutliche Paraparese vorn und eine angedeutete hinten. Das Versuchstier wird am 34. Tag nach Versuchsbeginn getötet.

Pathomorphologischer Befund. In der Molekularschicht beider Großhirnhemisphären erkennt man mittelgradige Proliferation von Astro-, weniger von Mikroglia. Man sieht ausgedehnte ischämische Nervenzellveränderungen. An vielen Stellen sind Nervenzellen zugrundegegangen. Eine beginnende Gliaproliferation wird nachgewiesen. Das Marklager beider

Großhirnhemisphären zeigt mittelgradige Gliaproliferation, vor allem von Astro- und Mikroglia. An vielen Stellen haben sich symplasmatische Zellverbände gebildet. Im Kleinhirn sind die Purkinjezellen reihenweise ausgefallen. In lateral gelegenen Windungskuppen des Kleinhirnwurms ist dieser Purkinjezellausfall besonders ausgeprägt. An diesen Stellen proliferiert die Bergmannsche Glia. In anderen Abschnitten disseminierter Ausfall von Purkinjezellen, z. T. sind die Zellen geschrumpft und hyperchromatisch, z. T. zeigen sie große Vacuolen und bieten ein stacheliges Aussehen. In der Molekularschicht deutliche Gliaproliferation, weniger ausgeprägt in den Markstrahlen. Die Körnerzellschicht ist reduziert, vor allem an den Windungskuppen der Kleinhirnläppchen. Im Kleinhirnmarklager liegt Gliaproliferation vor, vor allem von Astroglia, die sich zu symplasmatischen Verbänden zusammengelagert hat.

Im Bereich der Pyramidenbahnen liegen mittelgradige Gliaproliferationen von Astro- und Mikroglia vor mit Bildung von symplasmatischen Verbänden, weniger ausgeprägt auch im Gollschen und Burdachschen Strang. Daneben findet sich aber auch in den untersten Abschnitten der Medulla oblongata und im oberen Cervicalbereich Mikro- und Astrogliaproliferation, diffus in Abschnitten, die nicht mit bestimmten Bahnarealen übereinstimmen.

Zusammenfassung. Nervenzellveränderung und -ausfall in der Großhirnrinde mit beginnender Mikrogliaproliferation. Makrogliaproliferation im Großhirnmarklager. Untergang von Purkinjezellen mit Proliferation der Bergmannschen Glia. Reduktion der Körnerzellschicht. Gliaproliferation der auf- und absteigenden Bahnen, jedoch auch diffus in Abschnitten, die sich nicht an bestimmte Systeme halten. (Vgl. Abb. 41, S. 74; Abb. 43, S. 75, u. Abb. 46, S. 77).

Besprechung der Ergebnisse

Serien von gehäuften, unmittelbar aufeinanderfolgenden Versuchen wurden an 11 Tieren vorgenommen (10 Katzen und 1 Kaninchen).

Pathomorphologischer Befund: *Kaninchen D 10*, bei dem die Gewalt mit einer *Geschwindigkeit von 7,1 m/sec dreimal unmittelbar hintereinander in meist eintägigem Abstand* einwirkte (15 Experimente), wies an der Gegenseite der Stoßstelle flächenhafte subarachnoideale Blutungen und Rindenprellungsherde auf.

Katzen, auf deren Schädel eine *gleichgroße Gewalt* einwirkte (D 42, 43, 47, 45 und 46 *in Serien fünf- und zehnmal unmittelbar hintereinander*, 20—160 Experimente pro Tier), zeigten keine primären traumatischen Alterationen.

Katzen zeigten auch bei einer Intensität von 7,5 m/sec in Serien von fünf Experimenten unmittelbar hintereinander (zusammen 55 Versuche) keine primären traumatischen Veränderungen.

Wird die *Geschwindigkeit der auf den Schädel einwirkenden Gewalt bei Katzen auf 8,3 m/sec erhöht* (D 22, 44, 49 und 50), so finden sich — jedoch nicht regelmäßig (D 45 und D 50) — primäre traumatische Alterationen nach Serien bis zu 15 Versuchen (D 22 und 44). Die Katzen D 22 und 44 kamen an diesen Verletzungen spontan ad exitum.

Katze D 22 zeigte eine subdurale Blutung der rechten Großhirnhemisphäre, Katze D 44 eine epidurale Blutung an der Dorsalfläche des Kleinhirns sowie multiple kleinere Blutungen im Kleinhirnwurm. Der III. Ventrikel war mit geronnenen Blutmassen tamponiert.

Der histologische Befund von Kaninchen D 10, das 125 Std nach dem ersten Versuch spontan ad exitum kam, zeigt außer den primären Veränderungen an der der Gewalteinwirkung gegenüberliegenden Seite erhebliche sekundäre morphologische Alterationen. Es finden sich verbreitet beginnende ischämische Zellveränderungen in allen Rindenschichten. Im Thalamus weisen die Nervenzellen weitgehende Homogenisierung der Nissl-Substanz auf. Zelleib und -kern sind nur schwach dargestellt.

Das Hirngewebe, besonders das Mark ist ödematös aufgelockert. Es finden sich perivasculäre Höfe, die teils mit seröser Flüssigkeit angefüllt sind.

Im Kleinhirn finden sich veränderte Purkinjezellen. Sie sind vor allem an den lateral gelegenen Kuppen der Läppchen des Wurmes weitgehend geschrumpft und hyperchromatisch; der Zellkern ist nicht dargestellt. Stellenweise sind die Purkinjezellen ausgefallen, mit gleichzeitiger mäßiger Proliferation von Bergmannscher Glia.

Von den 10 Katzen dieser Gruppe mit gehäuften, unmittelbar aufeinanderfolgenden Versuchen wurden sieben Tiere histologisch ausgewertet.

Von den sieben Versuchstieren starben zwei spontan 24 Std (D 44) und 106 Std (D 22) nach Versuchsbeginn. Beide Tiere zeigten primäre traumatische Alterationen, über die oben berichtet wurde.

Die restlichen fünf Katzen (D 47, 46, 36, 49 und 50) wurden 30 bis 35 Tage nach der ersten Gewalteinwirkung getötet. *Bei keinem dieser Tiere lagen primäre traumatische Alterationen vor.*

D 47, bei dem in eintägigen Abständen zehn Experimente mit zehnmal 7,1 m/sec unmittelbar hintereinander in 10 Tagen erfolgten, zeigte beginnende Proliferation der Astroglia in der Molekularschicht beider Großhirnhemisphären. Außerdem wurden ischämisch veränderte Nervenzellen in den Großhirnhemisphären nachgewiesen, besonders zahlreich mantelkantennah. In den Großhirnmarklagern war die Glia proliferiert, besonders die protoplasmatische Astroglia, die sich stellenweise zu symplasmatischen Gliaverbänden zusammengelagert hatte. Die Purkinjezellen waren vor allem an den Kuppen der Läppchen des Wurmes weitgehend verändert; sie waren geschrumpft und hyperchromatisch, ohne erkennbare Kerne, stellenweise ausgefallen. Mit Hämatoxylin-Eosin tingierten sich in medialen Teilen des Kleinhirnwurms die Purkinjezellen stellenweise rosa bis rötlich. Die Bergmannsche Glia war mäßiggradig proliferiert. Im Kleinhirnmarklager, besonders in den Marklagerkernen, war vor allem die protoplasmatische Astroglia gewuchert. In den Pyramidenbahnarealen war vorzugsweise Astroglia proliferiert, weniger Mikroglia. Die gleichen Veränderungen fanden sich in den aufsteigenden Bahnen, so im Gollschen und Burdachschen Strang.

Katze D 46 zeigte die gleichen Veränderungen wie D 47, nur waren hier die Befunde ausgeprägter. Insgesamt wurden *160 Versuche in Serien von zehn unmittelbar hintereinander* stattfindenden Experimenten *mit gleicher Intensität von 7,1 m/sec durchgeführt.* In der dritten und fünften Rindenschicht fanden sich ischämische Nervenzellveränderungen. In der zweiten Rindenschicht waren die Zellen weitgehend zerfallen. Die Kerne stellten sich nicht mehr dar. Das Protoplasma war eingebuchtet, mit Vacuolen im Plasma. Die Gliaproliferation im Großhirnmarklager war ausgeprägter als bei D 47, wie auch die pathomorphologischen Veränderungen an den Purkinjezellen des Kleinhirns. Im Kleinhirnmarklager besteht Proliferation vorzugsweise von Astroglia. Die absteigenden Pyramidenbahnareale zeigen ebenfalls Gliaproliferation.

Katze D 36, bei der 55 Experimente in Serien von fünftäglich Gewalteinwirkungen mit erhöhter Geschwindigkeit, nämlich *7,5 m/sec,* durchgeführt wurden, zeigt etwa die gleichen Veränderungen wie die vorgenannte Katze D 46.

Bei den *Katzen D 49 und D 50 erfolgte die einwirkende Gewalt mit der Geschwindigkeit von 8,3 m/sec.* Das erste Tier war an zwei aufeinanderfolgenden Tagen zehnmal unmittelbar hintereinander im Versuch, das andere Tier erhielt 15 Gewalt-einwirkungen unter gleichen Bedingungen. Beide Tiere wurden nach 34 Tagen getötet. Die beiden Katzen zeigten pathomorphologische Alterationen, wie wir sie oben beschrieben haben, jedoch sind die Befunde deutlicher, am schwersten sind sie bei D 50. Beide Tiere weisen wiederum ausgedehnte Gliaproliferationen in auf- und absteigenden Bahnen des Rückenmarks vor. D 50 zeigt besonders stark in den untersten Abschnitten der Medulla oblongata und im Cerviacalbereich diffuse Astro- und Mikrogliaproliferation an Stellen, die nicht mit bestimmten Bahnarealen oder Strängen übereinstimmen.

In den Befunden von D 49 und D 50 sind bemerkenswert die erheblichen sekundären kreislaufbedingten Alterationen mit stärkeren Schäden an den Nervenzellen der Großhirnrinde, ausgeprägten Veränderungen an den Purkinjezellen mit Reaktion der Glia sowie ausgedehnter Gliaproliferation in auf- und absteigenden Bahnen und diffus an Stellen, die zu keinem Projektionssystem Bezug haben.

Verhalten der Versuchstiere. Eine einzelne Gewalteinwirkung aus Schlagrichtung 5 mit 7,1 m/sec führte nicht zu klinischen Erscheinungen. Wird die Intensität der Gewalteinwirkung jedoch auf 8,3 m/sec erhöht, so kommt es bei Katzen — jedoch nur selten — zu Bewußtlosigkeit.

Bei Versuchstier D 30 beispielsweise wurden 29 Experimente mit einer Intensität von 8,3 m/sec durchgeführt, aber in zweitägigen Abständen. Erst die 13. und 14. Gewalteinwirkung führte zu einer 3 sec bzw. 5 sec dauernden Bewußtlosigkeit. Nach der 15. bis 29. Gewalteinwirkung trat (außer nach der 24.) ebenfalls keine Bewußtlosigkeit auf. Sonst war das Tier klinisch unauffällig, insbesondere lagen keine Paresen vor. Das Verhalten im traumafreien Intervall war völlig unauffällig. Weder Katze D 33 noch D 30 zeigten irgendwelche traumatischen pathomorphologischen Alterationen wie Blutungen oder Rindenprellungsherde.

Erfolgte die Gewalteinwirkung mit gleicher Geschwindigkeit (7,1 und 8,3 m/sec) dagegen in Serien von fünf- bis zehn- bis fünfzehnmal unmittelbar hintereinander, so zeigten sich erhebliche Unterschiede im Verhalten der Versuchstiere gegenüber dem derjenigen Tiere, an denen die gleiche Gewalteinwirkung einzeln und in mindestens eintägigen Abständen erfolgte.

Wir gruppieren die Ergebnisse nach Intensität und Anzahl der Gewalteinwirkung. Zuerst werden die Versuchsreihen mit 0,7 atü — entsprechend einer Geschwindigkeit von 7,1 m/sec = 25 km/Std —, dann die Versuche mit 0,8 atü — entsprechend 7,5 m/sec = 27,0 km/Std — und schließlich die Versuche mit 1,0 atü — entsprechend 8,3 m/sec = 30 km/Std besprochen.

Erfolgten *unmittelbar hintereinander Versuche mit 7,1 m/sec,* so bot sich folgendes klinisches Bild: fünf Versuche mit D 42 führen zwar *nicht zu Bewußtlosigkeit,* aber nach der fünften Gewalteinwirkung liegt eine *mehrstündige Paraparese der Vorderläufe* vor.

Mit weiteren 4 Tieren (D 43, 47, 45 und 46) wurden *zehnmal unmittelbar hintereinander Versuche mit 7,1 m/sec* vorgenommen. Bewußtlosigkeit trat immer erst nach gehäufter Gewalteinwirkung auf (D 43 und 46).

Die Katze D 43 war am 1. und 2. Tag sowie am 6. und 7. Tag je zehnmal im Experiment, D 47 an 10 aufeinanderfolgenden Tagen je zehnmal, und D 45 und 46 gleichfalls je zehnmal an 16 aufeinanderfolgenden Tagen. Sämtliche Tiere zeigten schon nach der ersten Versuchsserie eine Paraparese der Vorderläufe, die verschieden stark ausgeprägt noch in den nächsten Tagen bestand. Bei den länger durchgeführten Versuchen nahm das Ausmaß der Paraparesen anfangs zu, um bei den letzten Versuchen der Serie bis auf eine leichte Schwäche wieder abzunehmen. Sichere Paresen waren dann nicht mehr nachweisbar. Bei D 45 und D 46 traten nach dem am 12. Tag vorgenommenen 120. Experiment keine Paresen mehr auf. Ähnlich wie die Dauer der Bewußtlosigkeit und die Häufigkeit der Krämpfe nahm auch das Ausmaß der Paresen nach längeren Serien mit stets gleicher Intensität ab.

Bei Gewalteinwirkung mit einer Geschwindigkeit von 7,1 m/sec aus Schlagrichtung 5 traten stets nur Paraparesen der Vorderläufe auf. Die Tiere knickten mit den Vorderläufen ein und überschlugen sich beim Gehen. *Schwäche oder Lähmung der Hinterläufe wurde bei Schlagrichtung 5, mit Serien bis zu zehn Versuchen unmittelbar hintereinander, nie beobachtet.* Die Cornealreflexe sind bei der Geschwindigkeit 7,1 m/sec lebhaft auslösbar. Die Katzen krampften auch nach gehäuften Versuchen nicht.

Wurde die *Geschwindigkeit der einwirkenden Gewalt auf 7,5 m/sec erhöht,* so trat (bei Katze D 36, an der jeweils *fünfmal unmittelbar hintereinander Versuche* durchgeführt wurden) häufig Bewußtlosigkeit auf. Die Dauer der Bewußtlosigkeit nahm sowohl innerhalb der Tagesserie als auch innerhalb des gesamten Versuchs zu. Nach der dritten Serie bestand eine Paraparese der Vorderläufe, die sich in der Folgezeit verstärkte. Nach der elften Serie — mithin nach der 55. Gewalteinwirkung am 17. Tag nach Versuchsbeginn — mußte das Experiment abgebrochen werden, um den spontanen Tod zu vermeiden. Es bestand eine spastisch gewordene Paraparese der Vorderläufe, welche das Tier im Liegen weit von sich streckte, ohne sich aufrichten zu können. An den Hinterläufen bestand keine Schwäche oder Parese. 13 Tage nach dem letzten Versuch wurde das Tier tot aufgefunden; die Gesamtüberlebenszeit betrug 30 Tage. Bei dieser Intensität bildeten sich die Paraparesen der Vorderläufe nicht zurück. Die Lähmung — zunächst schlaff — prägte sich im Gegenteil im Laufe des Versuchs stärker aus und wurde spastisch.

Wurde *die Geschwindigkeit der Gewalteinwirkung auf 8,3 m/sec erhöht,* so nahm die Dauer der Bewußtlosigkeit mit der Zahl unmittelbar aufeinanderfolgender Versuche zu. Bei Katze D 22 wurden insgesamt sieben Experimente in 4 Tagen, bei Katze D 44 neun Experimente an 2 Tagen vorgenommen. Beide Serien wurden vorzeitig abgebrochen: D 22 kam 10 Std, D 44 3 min 30 sec nach dem letzten Versuch ad exitum. Beide Male war die Ursache eine subarachnoideale Blutung mit Bluttamponade des III. Ventrikels bzw. eine epidurale Blutung.

Wurde die Zahl der unmittelbar aufeinanderfolgenden Experimente auf zehn erhöht, so bestand schon nach der ersten Serie eine Paraparese der Vorderläufe, die noch am folgenden Tag beobachtet wurde, als bereits die zweite Serie vorgenommen wurde. Die Cornealreflexe waren positiv. *Nach 20 Versuchen war das klinische Bild dann so schwer, daß das Tier aus dem Versuch genommen werden mußte.* Es lag mit gestreckten Vorderläufen, die zunehmend spastisch wurden, auf der Seite. Die Hinterläufe waren nicht paretisch und zeigten keine Schwäche. Das Tier trat und schob sich mit den Hinterläufen, auf der Seite liegend, vorwärts. Die Paraparese der Vorderläufe war irreversibel. Am 34. Tag wurde das Tier getötet.

Bei Katze D 50 wurden *Serien von jeweils 15 aufeinanderfolgenden Experimenten mit 8,3 m/sec durchgeführt.* Nach der ersten Serie trat keine Bewußtlosigkeit auf. Dagegen fand sich eine *Tetraparese, an den Vorderläufen stärker ausgeprägt als an den Hinterläufen.* Nach der zweiten Serie am folgenden Tag bestand gleichfalls keine Bewußtlosigkeit, aber *völliger Tonusverlust aller Extremitäten, die schlaff herabhingen.* Das Tier lag in den folgenden Tagen mit weit weggestreckten Läufen auf der Seite. Am 7. Tag war die Paraparese der Vorderläufe stärker ausgeprägt als die der Hinterläufe, nach 33 Tagen war an den Hinterläufen keine sichere Parese nachweisbar; vorn bestand eine deutliche Schwäche. Das Tier knickte häufig ein und überschlug sich beim Gehen.

Nach Gewalteinwirkung mit 8,3 m/sec trat bei Katzen kein Krampfen auf, auch nicht nach gehäuften, unmittelbar aufeinanderfolgenden Serien von 10 bis 15 Experimenten.

Die Cornealreflexe waren bei allen Versuchstieren stets beiderseits auslösbar, selbst wenn mehrminütige Bewußtlosigkeit und Atemstillstand vorlagen. Die Ausnahme bildet D 44, als nach dem neunten Versuch künstlich beatmet wurde (das Tier kam dabei ad exitum).

b) Stumpfe Gewalteinwirkung auf den Schädel von Kaninchen mit Geschwindigkeiten von 8,3—9,4 m/sec in eintägigem bis einwöchigem Abstand entsprechend Beschleunigungen von 280—400 g

Intensität der einwirkenden Gewalt	Nummer des V.-T.	Gesamtzahl der Gewalteinwirkungen	Durchgeführt in Tagen und Stunden	Überlebenszeit ab		Tiere, die spontan ad exitum kamen
				erster Gewalteinwirkung	letzter Gewalteinwirkung	
1,0 atü = 8,3 m/sec = 30,0 km/Std = 280 g	D 7	2	24 Std	36 Std	18 Std	spontan
	D 6	3	48 Std	60 Std	20 Std	spontan
	D 9	3	48 Std	60 Std	20 Std	spontan
	D 8	3	48 Std	84 Std	48 Std	spontan
	D 13	4	60 Std	72 Std	7 min	spontan
	D 14	43	52 Tage	54 Tage	2 Tage	
	D 12	48	53 Tage	55 Tage	2 Tage	
	D 4	30	62 Tage	103 Tage	41 Tage	
	D 5	30	62 Tage	103 Tage	41 Tage	
	D 3	62	135 Tage	137 Tage	2 Tage	
1,2 atü = 9,4 m/sec = 34,0 km/Std = 400 g	D 1	10	65 Tage	66 Tage	1 Tag	spontan
	D 2	24	157 Tage	167 Tage	10 Tage	

D 7 Kaninchen. Zweimalige Gewalteinwirkung von 1,0 atü (8,3 m/sec) an 2 aufeinanderfolgenden Tagen.

Überlebenszeit: etwa 36 Std,
Bewußtlosigkeit: einmal, Gesamtdauer der Bewußtlosigkeit: 10 sec,
Benommenheit: einmal,
Krampfen: einmal, Gesamtdauer des Krampfens: 25 sec.

Die Gewalteinwirkung von 8,3 m/sec Geschwindigkeit in eintägigem Abstand führt am 1. Tag lediglich zu Benommenheit. Die zweite Gewalteinwirkung mit der gleichen Intensität löst einen tonisch-klonischen Krampf mit einer Bewußtlosigkeit von 10 sec Dauer aus. Das Tier wird am 3. Tag morgens tot aufgefunden.

Pathomorphologischer Befund. An beiden Temporalregionen und an den Unterflächen beider Frontallappen, der Brücke und der Medulla oblongata sieht man flächenhafte, rechts stärker als links ausgeprägte, subarachnoideale Blutungen. Im Gyrus genualis liegt eine ausgedehnte linsengroße Blutung vor, die mit dem Seitenventrikel kommuniziert. In beiden Seitenventrikeln finden sich massive Blutcoagula, desgleichen im III. Ventrikel und im Aquaedukt. Infolge einer Blutung ist der Unterrand des Balkens vom Gyrus genualis abgetrennt. Weiterhin liegen kleinere streifenförmige Blutungen subependymär an beiden Seitenventrikeln vor. In der Umgebung der Blutungen ist das Hirngewebe nekrotisch. Die fronto-parietalen Abschnitte der Rinde — nahe der Mantelkante — weisen ausgedehnte fleckförmige und pseudolaminäre Rindenerbleichungen auf. Die Nervenzellen sind hier geschrumpft und hyperchromatisch. Die Kerne sind nicht mehr erkennbar. Die Zellen sind langgestreckt. Die Zellfortsätze sind korkenzieherartig gewunden. Stellenweise sieht man nur noch Zelltrümmer. Man bemerkt häufig beginnende ischämische Zellveränderungen mit feiner Bestäubung des Cytoplasmas. Rindenerbleichungen fleckförmiger und pseudolaminärer Ausbreitung finden sich noch in anderen Hirnabschnitten, vor allem temporo-parietal. Im Kleinhirn finden sich hyperchromatische, geschrumpfte Purkinjezellen, die stellenweise ganz ausgefallen sind. Unmittelbar unter der subarachnoidealen Blutung ist in der Medulla oblongata in den Pyramidenbahnarealen eine geringgradige, einseitig stärker ausgeprägte Gliaproliferation, vor allem von Astroglia, nachweisbar. (Vgl. Abb. 45, S. 76.)

Zusammenfassung. Ausgedehnte subarachnoideale Blutung und Rindenprellungsherde an der Unterfläche des Gehirns, vor allem fronto-temporal. Beginnende Rindenerbleichungen. Ischämisch veränderte Nervenzellen der Großhirnrinde. Einbruch von Blutungen in das Ventrikelsystem mit Ventrikeltamponade.

D 6 Kaninchen. Dreimalige Gewalteinwirkung von 1,0 atü (8,3 m/sec) jeweils an 3 aufeinanderfolgenden Tagen.
Überlebenszeit: etwa 60 Std,
Bewußtlosigkeit: ∅,
Benommenheit: ∅,
Krampfen: ∅.
Die Gewalteinwirkung mit einer Geschwindigkeit von 8,3 m/sec in eintägigen Abständen bewirkte weder Bewußtlosigkeit noch Krampfen. Am 2. und 3. Versuchstag fällt nach dem Experiment die forcierte Atmung auf. Das Tier wird am 4. Versuchstag morgens tot aufgefunden. Die Ventrikeltamponade und kleinere multiple frische Blutungen in der Medulla oblongata haben den Tod des Tieres einige Stunden nach der letzten Gewalteinwirkung herbeigeführt.

Pathomorphologischer Befund. Fronto-temporo-basal sowie in der Medulla oblongata und an der Unterfläche der Brücke finden sich ausgedehnte subarachnoideale Blutungen. An der Basis der Frontal- und Temporalregion liegen ausgedehnte Rindenprellungsherde von etwa Erbsgröße im I. Stadium vor. Auf einer Seite liegt der Tractus opticus im Bereich einer ausgedehnten Blutung. Er ist vollständig zerstört. Auf der gegenüberliegenden Seite weist der Sehnerv nach seinem Austritt aus dem Gehirn Blutungen auf. Das Hirngewebe ist in der Umgebung der Blutungen nekrotisch. Unabhängig von den unmittelbar traumatisch geschädigten Regionen finden sich ausgedehnte Rindenerbleichungen, vor allem in lateralen Anteilen beider Fronto-Temporalregionen. Hier sieht man ausgedehnte ischämische Nervenzellveränderungen. Die Kerne der Nervenzellen sind erheblich geschrumpft und hyperchromatisch. Die Zellstruktur des Cytoplasmas ist aufgelockert, die Zellen sehen feinkörnig bestäubt aus. Die Nissl-Substanz ist nicht mehr dargestellt. Stellenweise sind die Nervenzellen weitgehend zerfallen. Vom Zellplasma liegen nur noch Trümmer vor. Im Bereich der Marklager — vor allem unterhalb der erbleichten Rindenabschnitte — sieht man Gliaproliferationen, vorzugsweise von Astroglia. Daneben zeigen die Gefäße einen perivasculären lymphocytären Saum. Beide Seitenventrikel sind mäßig erweitert und von Blutgerinnseln ausgefüllt. An der Unterfläche des Mittelhirns liegen subarachnoideale Blutungen vor. An der Austrittsstelle des Nervus oculomotorius einer Seite sind Blutungen im Nerv nachweisbar. An der gegenüberliegenden Seite ist der Nerv durch die Gewalteinwirkung vollständig zerstört. An seiner Austrittsstelle findet sich eine massive Blutung. Auch an der Unterfläche der Medulla oblongata liegen flächenhafte subarachnoideale Blutungen vor. Im Parenchym der Medulla sind vereinzelt kleinste frische Blutungen nachweisbar. An den Nervenzellen der unteren Olive sind stellenweise beginnende ischämische Zellveränderungen sichtbar. Im Kleinhirnbereich sind die Purkinjezellen geschrumpft und hyperchromatisch; Kerne lassen sich nicht mehr erkennen.

Zusammenfassung. Subarachnoideale Blutungen in basalen Abschnitten mit Rindenprellungsherden im I. Stadium. Ausgedehnte Rindenerbleichungen. Ischämisch veränderte

Nervenzellen in der Großhirnrinde. Nervenzelluntergang. Gliaproliferationen im Marklager. Blutungen und Abprellungen des Nervus oculomotorius. Schrumpfungen und Hyperchromatose der Purkinjezellen.

D 9 Kaninchen. Dreimalige Gewalteinwirkung von jeweils 1,0 atü (8,3 m/sec) an 3 aufeinanderfolgenden Tagen.

Überlebenszeit: etwa 60 Std,
Bewußtlosigkeit: dreimal, Gesamtdauer der Bewußtlosigkeit: 57 sec,
Benommenheit: $\emptyset$,
Krampfen: einmal, Gesamtdauer des Krampfens: 20 sec.

Die Gewalteinwirkung mit einer Geschwindigkeit von 8,3 m/sec in eintägigen Abständen führt bereits im ersten Versuch zu einer Bewußtlosigkeit von 10 sec Dauer, ebenso am 2. und 3. Versuchstag, wobei nach dem dritten Experiment die Bewußtlosigkeit 40 sec anhält mit 20 sec Krampfen. Am nächsten Morgen wird das Versuchstier tot aufgefunden.

Pathomorphologischer Befund. An der Unterfläche beider Frontal- und Temporallappen sowie des Pons und der Medulla oblongata bemerkt man flächenhafte subarachnoideale Blutungen, die bis in den Sulcus transversus reichen. In beiden Frontallappen sieht man in der Umgebung der Vorderhörner subependymär und im subcorticalen Marklager kleinere frische Blutungsherde. In fronto-basalen Abschnitten liegen massive Blutungen mit erheblichen Gewebsdefekten vor. Beide Sehnerven sind weitgehend zerstört und zeigen starke Blutungen im Bereich des Nervenparenchyms. Das umgebende Hirngewebe ist nekrotisch. Es finden sich in lateralen Anteilen beider Fronto-Parietalregionen und nahe der Mantelkante fleckförmige und pseudolaminäre Erbleichungen mit ischämisch veränderten Nervenzellen.

Zusammenfassung. Subarachnoideale Blutungen an der Hirnbasis. Ausgedehnte Rindenprellungsherde in basalen Abschnitten der Frontalregion im I. Stadium mit umgebenden traumatischen Nekrosen. Fleckförmige und pseudolaminäre Rindenerbleichungen. Blutungen in den Sehnerven.

D 8 Kaninchen. Dreimalige Gewalteinwirkung von 1,0 atü (8,3 m/sec) an 3 aufeinanderfolgenden Tagen.

Überlebenszeit: etwa 84 Std,
Bewußtlosigkeit: dreimal, Gesamtdauer der Bewußtlosigkeit: 42 sec,
Benommenheit: $\emptyset$,
Krampfen: dreimal, Gesamtdauer des Krampfens: 30 sec.

Die Gewalteinwirkung mit einer Geschwindigkeit von 8,3 m/sec in eintägigen Abständen führt bereits am 1. Tag zu tonisch-klonischem Krampfen mit Bewußtlosigkeit von 2 sec Dauer. Am 2. und 3. Tag wird das gleiche klinische Bild festgestellt, allerdings nimmt die Bewußtlosigkeit bis 25 sec zu. Nach einem versuchsfreien Intervall von einem Tag wird das Tier am folgenden Morgen tot aufgefunden. Der Tod des Versuchstieres ist auf die erheblichen Substanzdefekte und auf die Tamponade des Ventrikelsystems zu beziehen.

Pathomorphologischer Befund. An der Basis der Frontal- und Temporallappen finden sich flächenhafte subarachnoideale Blutungen, die bis in die Regionen von Brücke und Medulla oblongata reichen. In fronto-basalen Abschnitten sieht man Rindenprellungsherde mit Blutungen, von denen einzelne bis in das darunter liegende subcorticale Marklager reichen. Außerdem bemerkt man subependymär in der Nähe beider Vorderhörner umschriebene Blutungen, die stellenweise in die Vorderhörner eingebrochen sind. Beide Sehnerven lassen ausgedehnte Blutungen erkennen; einer der Sehnerven ist an seiner Austrittsstelle vom Gehirn abgelöst. Beide Seitenventrikel und der III. Ventrikel sind mäßig erweitert. Das Ammonshornband einer Seite zeigt einen erheblichen Ausfall von Nervenzellen im Bereich von h_1, h_2 und h_3. Es sind nur noch kleinere Inseln intakter Nervenzellen nachweisbar, vor allem im sog. resistenten Bandteil h_2, unmittelbar vor dem Hilus. In mantelkantennahen Abschnitten der Rinde sieht man fleckförmige und pseudolaminäre Erbleichungen. Im Mittelhirn ist der Aquaeductus Sylvii durch Blutmassen austamponiert. In dorsalen Abschnitten des Kleinhirns liegen kleinere frische Rindenprellungsherde mit oberflächlichen Substanzdefekten vor. Die Purkinjezellen sind stellenweise geschrumpft und hyperchromatisch; die Kerne stellen sich nicht dar. (Vgl. Abb. 54, S. 83; Abb. 62 u. 63, S. 95.)

Zusammenfassung. Flächenhafte subarachnoideale Blutungen an der Großhirnbasis. Rindenprellungsherde fronto-basal, bis in das Marklager reichend. Subependymäre Blutungen mit Einbruch in die Vorderhörner. Blutungen in die Tractus optici. Mäßige Erweiterung beider Seitenventrikel sowie des III. Ventrikels. Diffuser Zellausfall im Ammonshornband. Fleckförmige und pseudolaminäre Erbleichungen in der Großhirnrinde. Frische Rindenprellungsherde am Kleinhirnwurm. Schrumpfung und Hyperchromatose der Purkinjezellen.

D 13 Kaninchen. Viermalige Gewalteinwirkung von 1,0 atü (8,3 m/sec) an 4 aufeinanderfolgenden Tagen.
Überlebenszeit: 72 Std,
Bewußtlosigkeit: viermal, Gesamtdauer der Bewußtlosigkeit: 28 min 30 sec,
Benommenheit: ∅,
Krampfen: dreimal, Gesamtdauer des Krampfens: 50 sec.

Die Gewalteinwirkung — durchgeführt in eintägigen Abständen — mit einer Geschwindigkeit von 8,3 m/sec hat bei den ersten beiden Versuchen eine bis 10 min 30 sec anhaltende Bewußtlosigkeit zur Folge. Nach jedem der ersten drei Experimente krampft das Versuchstier, im ganzen für die Dauer von 50 sec. Nach dem vierten Versuch kommt es nach Atemstillstand und 45 sec später einsetzender künstlicher Beatmung 7 min später, nach Aussetzen der Herzaktion, ad exitum.

Pathomorphologischer Befund. Flächenhafte subarachnoideale Blutungen in basalen Abschnitten des Großhirns sowie von Brücke und Medulla oblongata; in vorderen Abschnitten beider Seitenventrikel liegen geringgradige Blutungen vor. Sonst sind keine primären mechanischen pathomorphologischen Alterationen nachweisbar. Kein sicherer Nervenzelluntergang. Lediglich im Kleinhirnbereich sind die Purkinjezellen stellenweise erheblich geschrumpft und hyperchromatisch.

Zusammenfassung. Flächenhafte subarachnoideale Blutungen an der Großhirnrinde sowie an der Unterfläche von Brücke und Medulla oblongata. Sonst keine primären traumatischen Alterationen. Schrumpfung und Hyperchromatose der Purkinjezellen.

D 14 Kaninchen. 43malige stumpfe Gewalteinwirkung von 1,0 atü (8,3 m/sec) in eintägigen Abständen mit achttägigem traumafreiem Intervall nach der vierten Gewalteinwirkung.
Überlebenszeit: 54 Tage,
Bewußtlosigkeit: 26mal, Gesamtdauer der Bewußtlosigkeit: 29 min 20 sec,
Benommenheit: fünfmal,
Krampfen: 18mal, Gesamtdauer des Krampfens: 3 min 15 sec.

Insgesamt wirkte in eintägigem Abstand 43mal stumpfe Gewalt mit einer Geschwindigkeit von 8,3 m/sec auf den Schädel des Versuchstieres ein. Die Dauer der Bewußtlosigkeit und die Schwere der klinischen Erscheinungen nimmt nach den ersten vier Experimenten zu. Nach dem vierten Versuch besteht Bewußtlosigkeit von 18 min, das Tier krampft, Atemstillstand erfordert künstliche Beatmung. Wegen der Hinfälligkeit des Versuchstieres wird ein achttägiges traumafreies Intervall eingeschoben, um einen vorzeitigen Tod des Versuchstieres und damit ein Abbrechen der Versuchsreihe zu vermeiden (vgl. D 6, 7, 8, 9 und 13, die am 2. bis 4. Versuchstag bei gleicher Intensität ad exitum kamen) (Abb. 9).

Pathomorphologischer Befund. In fronto-basalen Teilen und an der Unterfläche beider Temporallappen finden sich flächenhafte subarachnoideale Blutungen. Sonst liegen keine primären traumatischen oder sekundären pathomorphologischen Alterationen vor, abgesehen von veränderten Purkinjezellen, die mäßiggradig geschrumpft und hyperchromatisch sind.

Zusammenfassung. Flächenhafte subarachnoideale Blutungen fronto-temporo-basal. Schrumpfung und Hyperchromatose der Purkinjezellen des Kleinhirns.

D 12 Kaninchen. 48malige Gewalteinwirkung von 1,0 atü (8,3 m/sec) in eintägigen Abständen in 53 Tagen.
Überlebenszeit: 55 Tage,
Bewußtlosigkeit: 28mal, Gesamtdauer der Bewußtlosigkeit: 2 min 42 sec,
Benommenheit: fünfmal,
Krampfen: 24mal, Gesamtdauer des Krampfens: 2 min 4 sec.

Insgesamt werden 48 Versuche mit einer Geschwindigkeit von 8,3 m/sec in 53 Tagen in etwa eintägigen Abständen durchgeführt. Die Gesamtdauer der Bewußtlosigkeit beträgt 2 min 42 sec. Das Tier wird 55 Tage nach Versuchsbeginn getötet (Abb. 10).

Pathomorphologischer Befund. In beiden Temporo-Basalregionen finden sich oberflächliche Rindenprellungsherde im II. bis III. Stadium. Im gleichen Bereich sieht man im subcorticalen Marklager ältere Blutungen mit Blutpigment. In den darunter liegenden Markanteilen besteht eine mäßige Gliaproliferation, vor allem von Astroglia. Örtlich unabhängig von den primären traumatischen Alterationen finden sich an einigen Stellen mäßiggradige fleckförmige Rindenerbleichungen. Die Purkinjezellen sind stellenweise geschrumpft und hyperchromatisch.

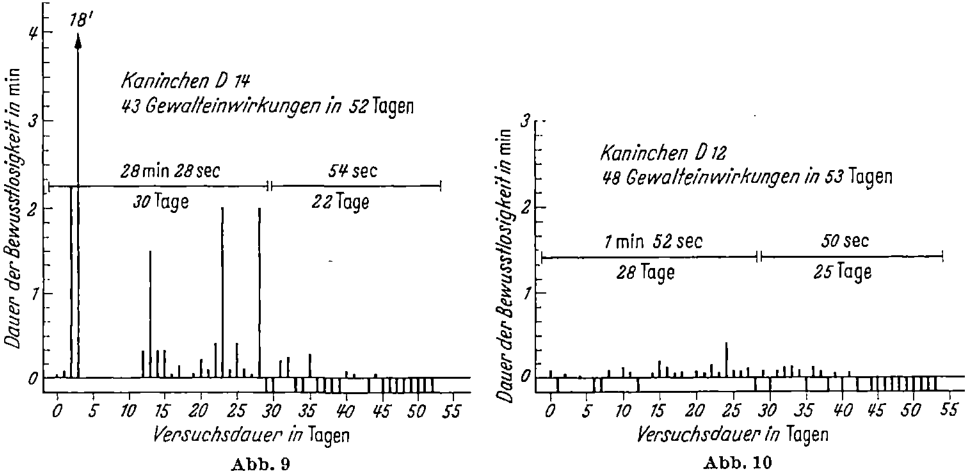

Abb. 9   Abb. 10

Abb. 9. D 14 Kaninchen. Gewalteinwirkung mit 8,3 m/sec in eintägigen Abständen mit achttägigem traumafreiem Intervall nach der vierten Gewalteinwirkung. Auf der Ordinate ist die Dauer der Bewußtlosigkeit in Minuten eingetragen. Auf der Abszisse ist die Versuchsdauer in Tagen angegeben. Liegt nach einer stumpfen Gewalteinwirkung keine Bewußtlosigkeit vor, so ist das an dem betreffenden Tag durch einen senkrechten Strich, der sich zwischen den beiden Geraden der Abszisse befindet, gekennzeichnet. Aufzeichnung der Dauer der Bewußtlosigkeit ergibt: Verlaufsform vom Adaptationstyp. Eine eingehende Erläuterung der verschiedenen Verlaufsformen — Adaptations-, Summations- oder Mischtyp — geben wir in einem späteren Kapitel (siehe Seite 87)

Abb. 10. D 12 Kaninchen. Gewalteinwirkung mit einer Geschwindigkeit von 8,3 m/sec in eintägigen Abständen. Aufzeichnung der Dauer der Bewußtlosigkeit ergibt: Verlaufsform angedeutet vom Adaptationstyp

Zusammenfassung. Oberflächliche Rindenprellungsherde im II. bis III. Stadium temporo-basal beiderseits. Kleinere ältere Blutungen unterhalb dieser Herde im subcorticalen Marklager. Fleckförmige Rindenerbleichungen. Mäßige Proliferation der Glia — vor allem der Astroglia — im Großhirnmarklager. Stellenweise Schrumpfung und Hyperchromatose der Purkinjezellen.

D 4 Kaninchen. 30malige Gewalteinwirkung von 1,0 atü (8,3 m/sec) in zweitägigen Abständen in 62 Tagen.

Überlebenszeit: 103 Tage,

Bewußtlosigkeit: 13mal, Gesamtdauer der Bewußtlosigkeit: 5 sec,

Benommenheit: elfmal,

Krampfen: neunmal, Gesamtdauer des Krampfens: 1 min 10 sec.

Insgesamt werden 30 Experimente mit einer Geschwindigkeit von 8,3 m/sec in 62 Tagen in zweitägigem Abstand durchgeführt. Die letzte Gewalteinwirkung erfolgte am 62. Tage nach Versuchsbeginn. 41 Tage später wird das Versuchstier getötet. Die Überlebenszeit beträgt 103 Tage (Abb. 11).

Pathomorphologischer Befund. Bei feingeweblicher Untersuchung sind weder primäre mechanische noch sichere kreislaufbedingte pathomorphologische Veränderungen nachweisbar.

D 5 Kaninchen. 30malige Gewalteinwirkung mit 1,0 atü (8,3 m/sec) in zweitägigen Abständen in 62 Tagen.

Überlebenszeit: 103 Tage,

Bewußtlosigkeit: 22mal, Gesamtdauer der Bewußtlosigkeit: 4 min 18 sec,

Benommenheit: siebenmal,

Krampfen: 12mal, Gesamtdauer des Krampfens: 1 min 15 sec.

Insgesamt werden 30 Versuche mit einer Geschwindigkeit von 8,3 m/sec in 62 Tagen in jeweils zweitägigem Abstand durchgeführt. Die letzte Gewalteinwirkung erfolgte am 62.Tage nach Versuchsbeginn; nach einem 41tägigen traumafreien Intervall wird das Versuchstier getötet. Die Überlebenszeit beträgt 103 Tage (Abb. 12).

Pathomorphologischer Befund. Schrumpfung und stellenweiser Ausfall von Purkinjezellen im Kleinhirn mit Proliferation der Bergmannschen Glia. Proliferation von Mikroglia in der Molekularschicht.

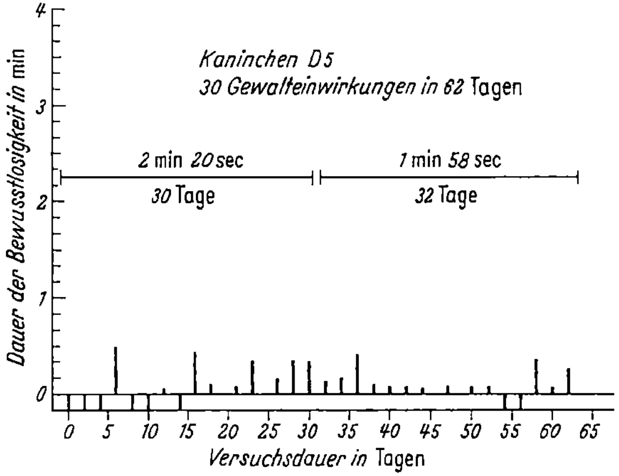

Abb. 11. D 4 Kaninchen. Gewalteinwirkung mit einer Geschwindigkeit von 8,3 m/sec in zweitägigen Abständen. Aufzeichnung der Dauer der Bewußtlosigkeit ergibt: Mischform von Adaptations- und Summationstyp

D 3 Kaninchen. Insgesamt 62 Versuche mit einer Geschwindigkeit von 8,3 m/sec, davon 30 in zweitägigem Abstand, dann 37tägiges traumafreies Intervall, danach 32malige Gewalteinwirkung mit gleicher Intensität in eintägigem Abstand.

1. Hälfte:

Bewußtlosigkeit: 17mal, Gesamtdauer der Bewußtlosigkeit: 12 min 27 sec,

Benommenheit: elfmal,

Krampfen: zwölfmal, Gesamtdauer des Krampfens: 1 min 32 sec.

2. Hälfte:

Bewußtlosigkeit: sechsmal, Gesamtdauer der Bewußtlosigkeit: 17 sec,

Benommenheit: 20mal,

Krampfen: fünfmal, Gesamtdauer des Krampfens 15 sec.

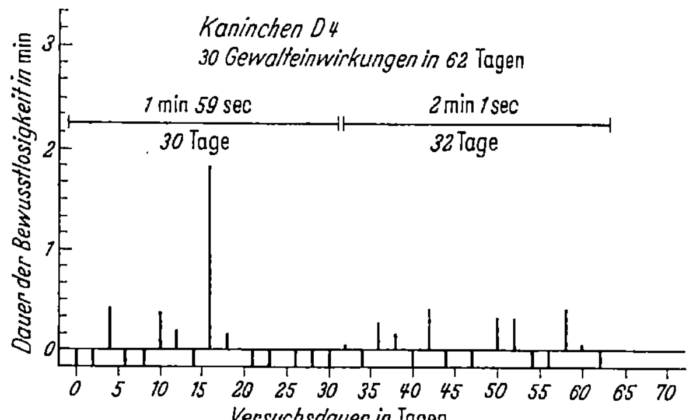

Abb. 12. D 5 Kaninchen. Gewalteinwirkung mit 8,3 m/sec in zweitägigen Abständen. Aufzeichnung der Dauer der Bewußtlosigkeit ergibt: Mischform zwischen Adaptations- und Summationstyp

Insgesamt werden 62 Experimente mit einer Geschwindigkeit von 8,3 m/sec in 135 Tagen durchgeführt. Zunächst werden 30 Gewalteinwirkungen in 65 Tagen vorgenommen, in zweitägigem Abstand, und nach einem 37tägigen traumafreien Intervall weitere 32 Gewalteinwirkungen in 31 Tagen in eintägigem Abstand. 2 Tage nach der letzten Gewalteinwirkung, die am 135. Tag des Versuchs vorgenommen wird, wird das Versuchstier getötet (137. Tag nach Versuchsbeginn (Abb. 13).

Pathomorphologischer Befund. Ältere subarachnoideale Blutungen temporo-basal beiderseits. Sonst sind an den Großhirnhemisphären keine primären traumatischen oder sekundären kreislaufbedingten pathomorphologischen Alterationen nachweisbar. Im Kleinhirnbereich sind die Purkinjezellen zum großen Teil geschrumpft und hyperchromatisch, stellenweise weitgehend zugrundegegangen. Es liegt eine Proliferation der Bergmannschen Glia und eine mäßige Reduktion der Körnerschicht vor.

Zusammenfassung. Ältere subarachnoideale Blutungen temporo-basal beiderseits. Schrumpfung und Hyperchromatose der Purkinjezellen, zum Teil weitgehender Zellausfall. Proliferation der Bergmannschen Glia. Mäßige Reduktion der Körnerschicht.

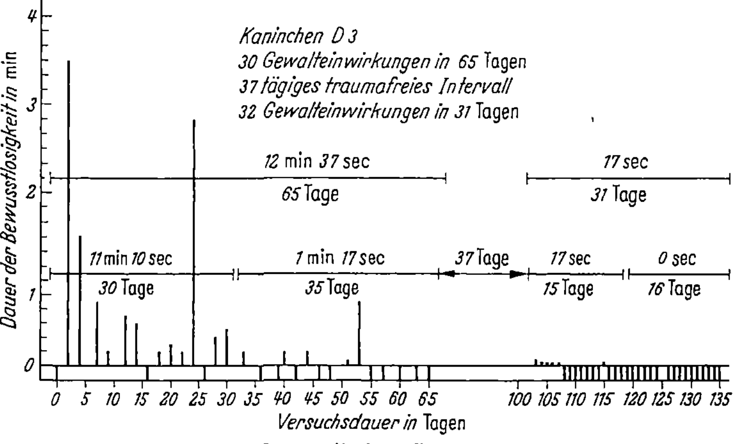

Abb. 13. D 3 Kaninchen. Gewalteinwirkung mit einer Geschwindigkeit von 8,3 m/sec in zweitägigen Abständen; nach 37tägigem traumafreiem Intervall in eintägigen Abständen. Aufzeichnung der Dauer der Bewußtlosigkeit ergibt: in der ersten und zweiten Hälfte des Versuchs Verlaufsform vom Adaptationstyp. Vergleichende Gegenüberstellung beider Versuchshälften ergibt für die ganze Versuchsreihe ebenfalls die Verlaufsform vom Adaptationstyp

D 1 Kaninchen. Zehnmalige Gewalteinwirkung von 1,2 atü (9,4 m/sec) in wöchentlichen Abständen.

Überlebenszeit: 66 Tage,

Bewußtlosigkeit: zweimal, Gesamtdauer der Bewußtlosigkeit: 20 sec,

Benommenheit: fünfmal,

Krampfen: $\emptyset$.

Es werden zehn Experimente mit einer Geschwindigkeit von 9,4 m/sec in 65 Tagen durchgeführt in etwa einwöchigen Abständen. Bewußtlosigkeit tritt erst nach der vierten und fünften Gewalteinwirkung ein; sie dauert bis zu 15 sec. Nach den letzten (6.—9.) Versuchen besteht Benommenheit. Das Versuchstier kommt nach der zehnten Gewalteinwirkung ad exitum. Eine Metallelektrode zur elektrencephalographischen Ableitung wird versehentlich getroffen und ins Hirngewebe gestoßen. Am nächsten Tag Exitus infolge der penetrierenden Verletzung.

Pathomorphologischer Befund. Abgesehen von einer etwa senfkorngroßen penetrierenden Verletzung mit etwa erbsgroßer Blutung in der rechten Frontalregion nach unbeabsichtigtem Einschlagen einer stiftförmigen Elektrode sind keine primären traumatischen Alterationen nachweisbar. Die Purkinjezellen sind geringgradig geschrumpft und hyperchromatisch.

D 2 Kaninchen. 24malige Gewalteinwirkung von jeweils 1,2 atü (9,4 m/sec) in wöchentlichen Abständen.

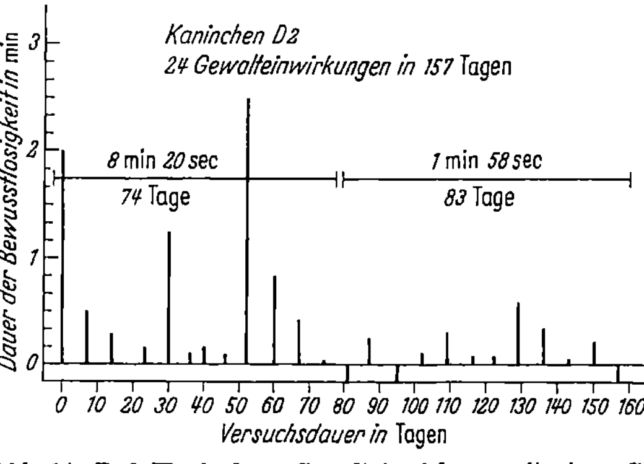

Abb. 14. D 2 Kaninchen. Gewalteinwirkung mit einer Geschwindigkeit von 9,4 m/sec in wöchentlichen Abständen. Aufzeichnung der Dauer der Bewußtlosigkeit ergibt: Verlaufsform vom Adaptationstyp

Überlebenszeit: 167 Tage,
Bewußtlosigkeit: 21mal, Gesamtdauer der Bewußtlosigkeit: 10 min 18 sec,
Benommenheit: einmal,
Krampfen: zehnmal, Gesamtdauer des Krampfens: 2 min 20 sec.
Es werden 24 Versuche mit einer Intensität von 9,4 m/sec in 167 Tagen in etwa wöchentlichen Abständen durchgeführt (Abb. 14).

Pathomorphologischer Befund. Im Großhirnbereich sind weder primäre traumatische, noch sekundäre kreislaufbedingte Alterationen nachweisbar. Im Kleinhirn sind die Purkinjezellen geschrumpft und hyperchromatisch.

Besprechung der Ergebnisse

An 10 Kaninchen (D 7, 6, 9, 8, 13, 14, 12, 4, 5 und 3) erfolgten einzelne Gewalteinwirkungen auf den Schädel wiederholt in *ein- oder zweitägigen Abständen* mit einer *Geschwindigkeit* von 8,3 m/sec bzw. 30,0 km/Std entsprechend einer *Beschleunigung von 280 g.* Von den zehn Versuchstieren starben fünf (D 7, 6, 9, 8 und 13) spontan wenige Minuten oder Stunden nach der zweiten bis vierten Gewalteinwirkung.

Pathomorphologischer Befund. Die fünf spontan ad exitum gekommenen Tiere wiesen intensive subarachnoideale Blutungen in basalen Abschnitten der Großhirnhemisphären und ausgedehnte Rindenprellungsherde auf, ausschließlich an der der Gewalteinwirkung gegenüberliegenden Seite (basal), nicht etwa an der Stoßstelle. Nur Tier D 8 zeigte neben der basalen Verletzung noch kleinere, oberflächliche Herde am Kleinhirnwurm.

Die restlichen fünf Kaninchen überstanden längere Versuchsreihen. In drei Fällen lagen die primären Alterationen ebenfalls an der Gegenseite der Stoßstelle in basalen Abschnitten der Großhirnhemisphären. D 14 und D 3 wiesen nur subarachnoideale Blutungen auf, D 12 zeigte Rindenprellungsherde temporobasal. Die beiden übrigen Tiere (D 4 und 5) zeigten weder an der Stoßstelle noch an der gegenüberliegenden Seite primäre Alterationen. Diese Tiere hatten mit je zwei Tagen die längsten versuchsfreien Intervalle. Bei vier von den fünf spontan ad exitum gekommenen Versuchstieren dieser Gruppe (D 7, 6, 9 und 8) wurden sekundäre Veränderungen in Form von ausgedehnten fleckförmigen und pseudolaminären Rindenerbleichungen neben primären traumatischen Alterationen festgestellt. Die elektiven Parenchymnekrosen wurden in räumlicher Unabhängigkeit von den Verletzungen angetroffen. So waren sie z. B. in mantelkantennahen Teilen der Großhirnhemisphären und in parieto-temporalen Abschnitten gelegen.

Von den fünf nicht spontan gestorbenen Tieren zeigte nur eines (D 12) elektive Parenchymnekrosen neben Rindenprellungsherden an der Gegenseite der Gewalteinwirkung. Dieses Tier war am häufigsten im Versuch (48mal).

Drei der spontan verstorbenen Kaninchen wiesen Blutungen in die Hirnnerven auf.

D 6 zeigte Blutungen am Nervus oculomotorius, D 9 und 8 an beiden Sehnerven, besonders an der Sehnervenkreuzung. Bei allen Kaninchen mit Rindenprellungsherden in basalen Großhirnanteilen lagen verschieden stark ausgeprägte traumatische Schädigungen des Tractus olfactorius beiderseits vor.

Neben Rindenerbleichungen wurden disseminiert in der gesamten Rinde ischämisch veränderte Nervenzellen angetroffen.

3*

Das Cytoplasma der Zellen erscheint wie bestäubt, die Nissl-Substanz ist nicht mehr nachweisbar. Die Zellen haben eine annähernd dreieckige Form angenommen, der Kern ist geschrumpft, er ist in Einzelheiten nicht mehr erkennbar. Die Zellfortsätze sind korkenzieherartig gewunden. Der Zelleib erscheint eingebuchtet, stellenweise angenagt; er gleicht oft einer Hülle ohne differenzierbare Strukturen. Bei der Färbung mit Hämatoxylin-Eosin ist er blaß-rötlich tingiert, ohne erkennbare Strukturen.

Ischämisch veränderte Zellen und beginnende elektive Parenchymnekrosen fanden sich schon bei Tier D 7, das bereits nach der zweiten Gewalteinwirkung, 36 Std nach Versuchsbeginn, ad exitum kam. Bei den übrigen Tieren (D 6, 9 und 8), die bis zu 84 Std überlebten, waren die Alterationen deutlicher ausgeprägt.

Mit Ausnahme von D 4 und D 5 zeigten die Tiere, bei denen die Gewalteinwirkung in zweitägigen Abständen erfolgte, an den Purkinjezellen des Kleinhirns Alterationen. Die beiden typischen Schädigungsformen der Zellen sind einmal „angenagte" Zellen mit gewundenen Zellfortsätzen, deren Cytoplasma vielfach gekammert und vacuolig ist, mit randständigem Kern, und zum andern geschrumpfte hyperchromatische Zellen. Die Purkinjezellen sind in umschriebenen Abschnitten ausgefallen. Gelegentlich finden sich noch Zelltrümmer. Die Körnerzellschicht war stellenweise mäßig reduziert. Ausgedehnter Zellausfall lag am Ammonshornband in h_3—h_2 und h_1 bei Kaninchen D 8 vor. Nur kleinere Zellinseln, vor allem im sog. dorsalen resistenten Bandteil, sind erhalten geblieben. Das Tier war in eintägigen Abständen dreimal im Versuch und wurde 84 Std nach Versuchsbeginn tot aufgefunden.

Es zeigte keinerlei Besonderheit im Verhalten (vgl. Versuchsprotokoll), weder unmittelbar nach der Gewalteinwirkung noch später. D 8 war nach jedem Experiment bewußtlos, nämlich 2, 15 und 25 sec, zusammen 42 sec lang. Es krampfte nach jedem Experiment, insgesamt 30 sec lang.

Bei einigen Tieren dieser Gruppe ist mittelgradige Gliaproliferation vor allem von Astroglia im Großhirnmarklager nachweisbar.

Verhalten der Versuchstiere. Die folgende Tabelle gibt einen Überblick über Art und Intensität der nach den Versuchen in Erscheinung getretenen klinischen Symptome.

Nummer des V.-T.	Gesamtzahl der Gewalteinwirkungen	Bewußtlosigkeit	Benommenheit	Bewußtseinsstörungen (Bewußtlosigkeit und Benommenheit)	Gesamtdauer der Bewußtlosigkeit
D 7	2	1mal	1mal	2mal	10 sec
D 6	3	∅	∅	∅	∅
D 9	3	3mal	∅	3mal	57 sec
D 8	3	3mal	∅	3mal	42 sec
D 13	4	4mal	∅	4mal	28 min 30 sec
D 14	43	26mal	5mal	31mal = 72%	29 min 20 sec
D 12	48	28mal	5mal	33mal = 69%	2 min 42 sec
D 4	30	13mal	11mal	24mal = 80%	5 min
D 5	30	22mal	7mal	29mal = 97%	4 min 18 sec
D 3	62	23mal	31mal	54mal = 87%	12 min 44 sec
Insgesamt: 228 = 100%		123mal = 54%	60mal	183mal = 80%	84 min 23 sec

Nach längerer Serie wiederholter stumpfer Gewalteinwirkung auf den Schädel zeigten die Tiere bei der Geschwindigkeit von 8,3 m/sec (Beschleunigung = 280 g) nach 69—97% der Versuche Bewußtseinsstörungen (s. obige Tabelle). Nach den 228 Versuchen dieser Gruppe trat 123mal, also in 54% Bewußtlosigkeit, weitere 60mal Benommenheit auf. Insgesamt bestanden also Bewußtseinsstörungen nach 183 (80%) Experimenten.

Nach jeder Gewalteinwirkung, der sich Bewußtlosigkeit anschloß, lagen die Kaninchen auf der Seite. Die Atmung setzte unmittelbar nach dem Experiment aus oder sie war unregelmäßig und verlangsamt. Nach 88 von 228 Experimenten (38,5%) traten Krämpfe auf, meist ein kurzer Streckkrampf mit folgender klonischer Komponente, seltener bestanden nur Streckkrämpfe. In ganz wenigen Fällen krampften die Tiere erst nach mehreren Sekunden oder Minuten Bewußtlosigkeit. Die Atmung wurde im weiteren Verlauf tachypnoisch. *Die Cornealreflexe waren bei allen Tieren während dieser Versuchsreihe stets beiderseits auslösbar.* Schon nach den ersten Versuchen fiel uns auf, daß die klinischen Erscheinungen mit zunehmender Zahl der Experimente weniger deutlich oder gar nicht zu beobachten waren, obwohl die Intensität der Gewalt konstant blieb.

Wir ermittelten zunächst die Gesamtdauer der Bewußtlosigkeit, dann die der ersten und der zweiten Versuchshälfte und verglichen beide Zeiten. Bei ungerader Zahl von Versuchen wurde der zwischen den Hälften liegende Wert der ersten und zweiten Halbreihe je zur Hälfte zugeteilt.

Beispielsweise wurden bei Tier D 14 43 Gewalteinwirkungen in 52 Tagen verabfolgt; es betrug die Bewußtlosigkeit in der ersten Hälfte des Versuchs (30 Tage) 28 min 28 sec und in der zweiten Hälfte des Versuchs (22 Tage) 54 sec oder wie 37:1.

Obwohl das Tier in der zweiten Hälfte der Serie in den verkürzten Intervallen weniger Erholung fand, trat nach den letzten acht Versuchen keine Bewußtlosigkeit mehr auf.

Bei Tier D 12 verhielt sich die Dauer der Bewußtlosigkeit der ersten zur zweiten Hälfte wie 2,2:1, bei D 4 wie 1,5:1 und bei D 5 wie 1,2:1.

Die in eintägigen Abständen vorgenommenen Experimente (D 14 und 12) hatten eine weit kürzere Gesamtdauer der Bewußtlosigkeit in der zweiten Versuchshälfte zur Folge, verglichen mit den in zweitägigen Abständen vorgenommenen Versuchen (D 4 und 5). Die Relationen betrugen für das erste Versuchspaar 37 bzw. 2,2:1 und für das zweite Versuchspaar 1,5 bzw. 1,2:1.

D 3   Erster Teil der Serie:
30 Gewalteinwirkungen in 65 Tagen (zweitägiger Abstand)

Erste Hälfte	Zweite Hälfte
11 min 10 sec in 30 Tagen	1 min 17 sec in 35 Tagen

oder wie 8,7:1

Zweiter Teil der Serie:
32 Gewalteinwirkungen in 31 Tagen (eintägiger Abstand)

Erste Hälfte	Zweite Hälfte
17 sec in 15 Tagen	⌀ in 16 Tagen

Gesamte Serie:
62 Gewalteinwirkungen in 96 Tagen

Erste Hälfte	Zweite Hälfte
12 min 37 sec in 65 Tagen	17 sec in 31 Tagen

oder wie 45:1

Im ersten Teil der Versuchsreihe (s. Abb. 13) mit zweitägigen versuchsfreien Intervallen verhält sich die Gesamtdauer der Bewußtlosigkeit beider Versuchshälften wie 8,7:1. Im zweiten Teil mit eintägigen versuchsfreien Intervallen beträgt die Gesamtdauer der Bewußtlosigkeit 17 sec in der ersten Versuchshälfte; in der zweiten Hälfte trat keine Bewußtlosigkeit auf.

Der Vergleich beider Teilserien ergibt für den ersten Abschnitt (30 Gewalteinwirkungen in 65 Tagen) eine Gesamtdauer der Bewußtlosigkeit von 12 min 57 sec gegenüber nur 17 sec im zweiten Abschnitt (32 Versuche in 31 Tagen), entsprechend 45:1. Die Dauer beider Teilserien entspricht einem Verhältnis von 2:1. *Demnach ist die Dauer der Bewußtlosigkeit in der zweiten Teilserie erstaunlich kürzer, obwohl die Experimente hier doppelt so häufig erfolgten und dem Versuchstier eine viel geringere Erholung erlaubten.*

Die Dauer der Bewußtlosigkeit ist bei allen Tieren dieser Gruppe in der zweiten Versuchshälfte kürzer als in der ersten. Innerhalb der Serie nimmt die Dauer der einzelnen Bewußtlosigkeit ab, sie tritt in langen Versuchsreihen schließlich nicht mehr auf, wenngleich die Intensität der Gewalteinwirkung unverändert ist. — Die gleiche Feststellung gilt für das Auftreten von Krämpfen. Die Kaninchen dieser Gruppe krampfen nach 88 von 228 Experimenten (38,5%). In der ersten Hälfte der Versuchsserien krampfen die Tiere insgesamt 54mal (62%), in der zweiten Hälfte nur 33mal (38%), also um ein Drittel weniger häufig. Die Krämpfe traten mit wenigen Ausnahmen im Augenblick der Gewalteinwirkung auf. Sie können daher in der Regel nicht auf Gewebsdefekte oder Blutungen bezogen werden; sie lassen sich nicht fokal deuten. Manche der krampfenden Tiere zeigten keine pathomorphologischen Alterationen (D 4 und D 5) oder nur geringfügige Veränderungen (D 14 und D 3). Krämpfe infolge von Gewebsdefekten oder Blutungen wurden dagegen an Tieren beobachtet, die Gewalteinwirkung mit hohen Intensitäten ausgesetzt waren. In solchen Fällen traten die Krämpfe erst *Sekunden oder Minuten nach der Gewalteinwirkung* auf und das Experiment wurde meist nur kurze Zeit überlebt.

Bei zwei Kaninchen, D 1 und D 2, wirkte die stumpfe Gewalt auf den Schädel *in einwöchigem Abstand mit einer Geschwindigkeit von 9,4 m/sec bzw. 34,0 km/Std entsprechend einer Beschleunigung von 400 g* ein. Die Tiere zeigten keine primären traumatischen Alterationen. Die Purkinjezellen des Kleinhirns waren geschrumpft und hyperchromatisch. Pathomorphologische Alterationen und Verhalten der Tiere entsprachen den Befunden der vorhergehenden Gruppe, bei der die Gewalteinwirkung in zweitägigen Abständen erfolgte.

Kaninchen D 1 starb nach der zehnten Gewalteinwirkung an einer unbeabsichtigten Verletzung; eine Metallelektrode zur EEG-Ableitung war in das Gehirn eingedrückt worden.

Bei dem Kaninchen D 2 bestanden nach 22 von 24 Experimenten Bewußtseinsstörungen.

Krämpfe traten in 40,5% der Versuche auf, gegenüber 38,5% bei der Gruppe Kaninchen, an der die Gewalteinwirkung mit nur 8,3 m/sec durchgeführt wurde. Auch hier zeigte sich *mit zunehmender Zahl der Experimente eine abnehmende Häufigkeit der Krämpfe.* Ihre Zahl verhält sich in der ersten zur zweiten Versuchshälfte wie 57:43%.

Die Aufzeichnung der Bewußtlosigkeit von Tier D 2 ergibt in der zweiten Hälfte der Versuchsserie eine kürzere Dauer.

c) Stumpfe Gewalteinwirkung auf den Schädel von Katzen mit der Geschwindigkeit von 8,3 und 9,4 m/sec entsprechend Beschleunigungen von 280—315 g

Intensität der einwirkenden Gewalt	Nummer des V.-T.	Gesamtzahl der Gewaltteinwirkungen	Durchgeführt in Tagen und Stunden	Überlebenszeit ab		Tiere mit spontanem Exitus
				erster	letzter	
				Gewalteinwirkung		
1,0 atü =	D 33	2	24 Std	48 Std	24 Std	spontan
8,3 m/sec =	D 30	29	62 Tage	80 Tage	18 Tage	—
30,0 km/Std						
1,2 atü =	D 27	14	47 Tage	50 Tage	3 Tage	—
9,4 m/sec =	D 31	29	65 Tage	80 Tage	15 Tage	—
34,0 km/Std =	D 34	45	63 Tage	80 Tage	17 Tage	—
315 g						

D 33 Katze. Zweimalige Gewalteinwirkung von 1,0 atü (8,3 m/sec) in eintägigem Abstand.
Überlebenszeit: 48 Std,
Bewußtlosigkeit: zweimal, Gesamtdauer der Bewußtlosigkeit: 1 min 25 sec,
Benommenheit: ∅,
Krampfen: ∅.
Die Gewalteinwirkung mit 8,3 m/sec in eintägigem Abstand führt jedesmal zu Bewußtlosigkeit. Am Tage nach der zweiten Gewalteinwirkung wird das Tier tot aufgefunden.

Pathomorphologischer Befund. Keine primären traumatischen Alterationen. Im Marklager findet sich ein mittelgradiges Ödem, in geringerem Maße auch in der Rinde.

D 30 Katze. 29malige Gewalteinwirkung von 1,0 atü (8,3 m/sec) in zweitägigem Abstand.
Überlebenszeit: 80 Tage,
Bewußtlosigkeit: dreimal, Gesamtdauer der Bewußtlosigkeit: 33 sec,
Benommenheit: ∅,
Krampfen: ∅.
Es werden 29 Versuche mit der Intensität von 8,3 m/sec in 62 Tagen durchgeführt, also in etwa zweitägigen Abständen.
Nach 3 von 29 Gewalteinwirkungen tritt kurzdauernde Bewußtlosigkeit auf, die jeweils bis zu 25 sec anhält. Kein Krampfen (Abb. 15).

Pathomorphologischer Befund. In der Frontoparietalregion sieht man an verschiedenen Stellen kleinere Rindenprellungsherde im II. Stadium. Die Nervenzellen in der Umgebung der Herde sind weitgehend untergegangen. Es findet sich eine erhebliche Proliferation von Astro- und Mikroglia.

Unabhängig von den Rindenprellungsherden liegen an verschiedenen Stellen der Fronto-Parietalregion in lateralen und mantelkantennahen Teilen Rindenerbleichungen vor, teils fleckförmig, teils pseudolaminär. An einer Stelle der zweiten Frontalwindung ist ein Rindental vollkommen erbleicht. Die Nervenzellen im Bereich der gesamten Rinde sind durchweg schwer verändert. Die Zellen sind geschrumpft, mit Vacuolen. Die Zellkerne sind hyperchromatisch.

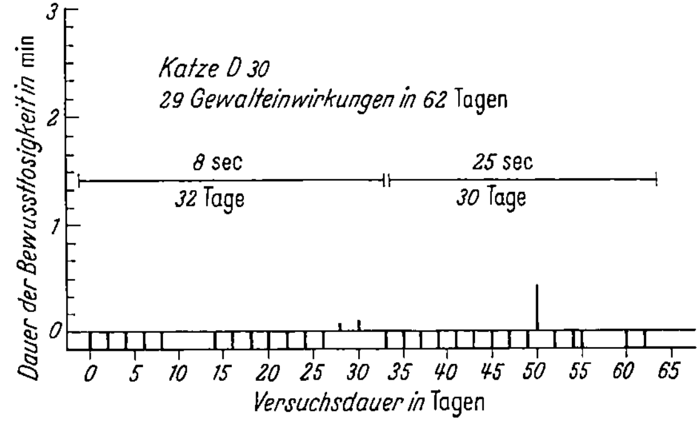

Abb. 15. D 30 Katze. Gewalteinwirkung mit 8,3 m/sec in zweitägigen Abständen. Aufzeichnung der Dauer der Bewußtlosigkeit ergibt: Verlaufsform vom Summationstyp

Ähnliche Nervenzellveränderungen kommen auch im Nucleus caudatus und im Thalamus, hier besonders in medialen Abschnitten vor. Im Bereich beider Marklager findet sich erhebliche Gliaproliferation, vor allem von Astroglia, weniger von Mikroglia. Perivasculäre Ansammlung von Lymphocyten. Im Kleinhirn — vor allem in lateralen Anteilen an den Windungskuppen des Wurms — sind die Purkinjezellen geschrumpft und hyerchromatisch, stellenweise auch völlig ausgefallen. Die Bergmannsche Glia ist mittelgradig bis erheblich proliferiert. Die Molekularschicht zeigt Gliaproliferation, besonders von Mikroglia. In den unteren Oliven sind die Nervenzellen zum Teil geschrumpft, die Kerne hyperchromatisch, teilweise sind die Zellen zerfallen.

Zusammenfassung. Rindenprellungsherde im II. Stadium. In der Umgebung erhebliche Gliaproliferation. Mittelgradige Proliferation der Glia im Marklager des Großhirns. Unabhängig von den Verletzungen fleckförmige und pseudolaminäre Rindenerbleichungen, auch in den Windungstälern. Kreislaufbedingte pathomorphologische Alterationen im Kleinhirn.

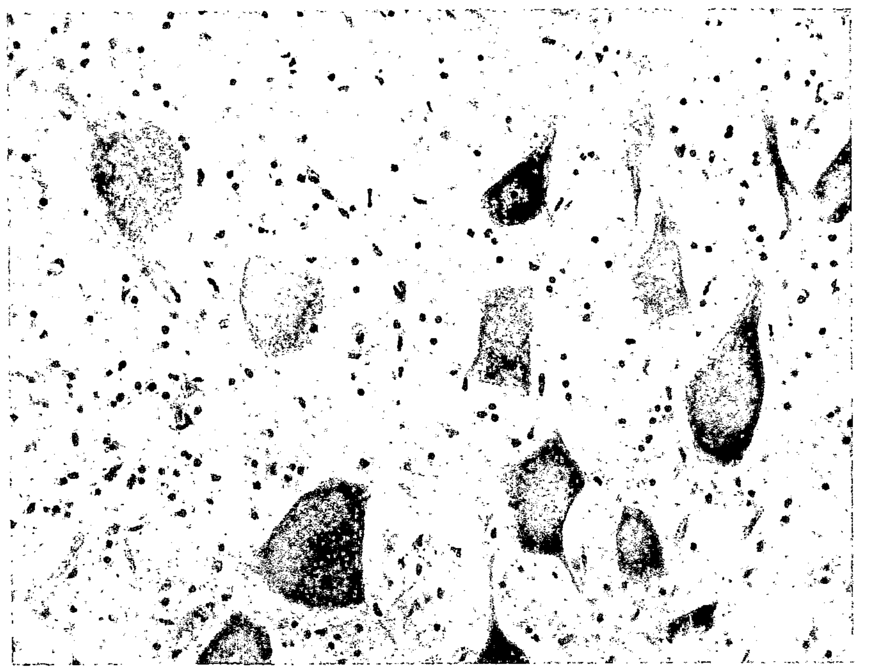

Abb. 16. D 27 Katze. Nucleus ruber. Veränderungen an den Nervenzellen im Sinne der retrograden Zellreaktion. Der Zelleib ist opak dargestellt. Der Zellkern ist großenteils an den Rand der Zelle gerückt. Nissl, 128:1

D 27 Katze. 14malige Gewalteinwirkung von 1,2 atü (9,4 m/sec) in 47 Tagen.
Überlebenszeit: 50 Tage,
Bewußtlosigkeit: neunmal, Gesamtdauer der Bewußtlosigkeit: 4 Std 53 min 45 sec,
Benommenheit: ∅,
Krampfen: dreimal, Gesamtdauer des Krampfens: 45 sec.

Die Gewalt wirkte mit der Geschwindigkeit von 9,4 m/sec auf den Schädel ein. Die dreimal eingestreuten gehäuften Versuche (zu Beginn dreimal unmittelbar hintereinander, am 41. Tag dreimal unmittelbar hintereinander: neunte bis elfte Gewalteinwirkung, und am 47. Tag zweimal hintereinander) führten zu schweren klinischen Symptomen, schwerer als bei den Tieren, an denen das Experiment in wenigstens eintägigen Abständen durchgeführt wurde. Nach der zweiten Gewalteinwirkung des 47. Tages, also nach der 14. des Versuchs, bestand eine vierstündige Bewußtlosigkeit. Die Cornealreflexe fehlten. Atemstillstand machte künstliche Beatmung notwendig. Das Tier blieb in den nächsten Tagen mit Automativbewegungen auf der Seite liegen. Es bestand Astasie. 3 Tage nach der letzten Gewalteinwirkung wurde das Tier getötet, 50 Tage nach Beginn des Versuchs.

Pathomorphologischer Befund. Über der gesamten rechten Hemisphäre findet sich eine massive subdurale Blutung, die bis in basale Anteile reicht. Der Interhemisphärenspalt ist mit Blutmassen austamponiert. In beiden Großhirnhemisphären finden sich Rindenprellungsherde im I. bis II. Stadium. Das Großhirnmarklager zeigt mittelgradige Proliferation von Astro- und Mikroglia. Im Nucleus ruber beiderseits liegen Veränderungen der Nervenzellen im Sinne der retrograden Zellreaktion vor (Abb. 16). Im Kleinhirn bestehen mehrfache tiefgreifende Rindenprellungsherde im II. Stadium und erhebliche mesenchymale Proliferation. Die Körnerzellschicht in der Umgebung der Rindenprellungsherde ist weitgehend reduziert, die Purkinjezellen sind großenteils zerfallen. Erhebliche Proliferation der Bergmannschen Glia in diesem Bereich. Auch außerhalb der von den Rindenprellungsherden betroffenen Anteile liegen erhebliche Veränderungen an den Purkinjezellen vor: sie sind hyperchromatisch, geschrumpft und vielfach ausgefallen.

In der Brücke und der Medulla oblongata liegen zum Teil miteinander konfluierende Blutungen vor, in deren Umgebung das Hirngewebe weitgehend nekrotisch ist. Vom Rande her bildet sich ein Wall von Fettkörnchenzellen. Im Kleinhirn ist das Grundgewebe infolge Ödem aufgelockert, vor allem in den Markzungen.

Zusammenfassung. Rindenprellungsherde an Groß- und Kleinhirn im I. und II. Stadium. Konfluierende Blutungen mit umgebender Nekrose in Brücke und Medulla oblongata. (Vgl. Abb. 49, S. 79; Abb. 50 u. 51, S. 80; Abb. 52, S. 81).

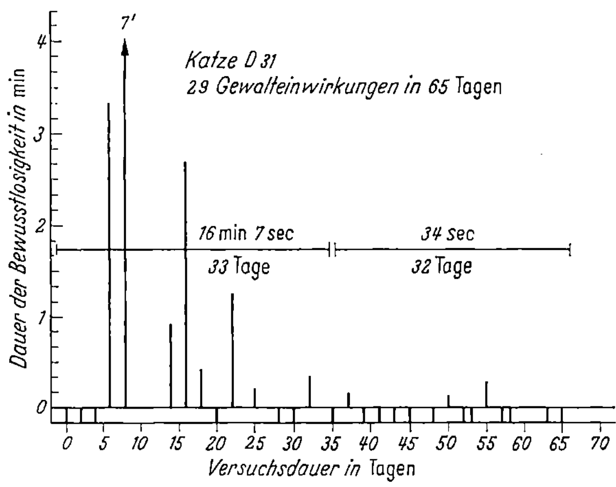

Abb. 17. D 31 Katze. Gewalteinwirkung mit 9,4 m/sec in zweitägigen Abständen. Aufzeichnung der Dauer der Bewußtlosigkeit ergibt: Verlaufsform vom Adaptationstyp

D 31 Katze. 29malige Gewalteinwirkung von 1,2 atü (9,4 m/sec) in zweitägigen Abständen in 65 Tagen.

Überlebenszeit: 80 Tage,
Bewußtlosigkeit: elfmal, Gesamtdauer der Bewußtlosigkeit: 16 min 41 sec,
Benommenheit: siebenmal,
Krampfen: ∅.

Es wurden 29 Gewalteinwirkungen mit der Geschwindigkeit von 9,4 m/sec in 65 Tagen — also in etwa zweitägigen Abständen — vorgenommen. 80 Tage nach Versuchsbeginn wurde das Tier getötet (Abb. 17).

Pathomorphologischer Befund. In fronto-parietalen und temporo-basalen Anteilen finden sich oberflächliche Rindenprellungsherde, die zum Teil nur die Molekularschicht bzw. die obersten Rindenschichten einnehmen; teilweise tief in das subcorticale Marklager reichende, keilförmige Herde im II. bis III. Stadium. In verschiedenen Rindenteilen beginnende ischämische Nervenzellveränderung. Die Nervenzellen sind geschrumpft, die Kerne undeutlich dargestellt. Die Zellfortsätze sind geschlängelt. Bei der Färbung mit Hämatoxylin-Eosin ist der Zelleib rötlich bis rot tingiert.

Im Kleinhirn bemerkt man tiefreichende Rindenprellungsherde im II. Stadium (Abb. 18). Die Gewebestruktur in der Umgebung der Herde ist weitgehend zerstört, die Körnerzellschicht erheblich gelichtet. Die Purkinjezellen sind hier ausgefallen. Unabhängig von den Stellen mit Defekten sind die Purkinjezellen vor allem an den Kuppen der Läppchen im Wurmbereich geschrumpft, hyperchromatisch, der Kern ist nicht mehr nachweisbar. Stellenweise sind die Purkinjezellen ausgefallen. Ausgedehnte Proliferation der Bergmannschen Glia. Weniger ausgeprägt Proliferation von Astroglia im Bereich der Molekularschicht. Mäßiger Ausfall von Zellen der Körnerschicht. Im Kleinhirnmarklager — besonders im Bereich der Marklagerkerne — besteht eine mäßige bis mittelgradige Gliaproliferation, vor allem von Mikroglia. Im Olivenband finden sich angedeutete ischämische Nervenzellveränderungen.

Zusammenfassung. Rindenprellungsherde im II. bis III. Stadium in fronto-parietalen und temporo-basalen Teilen. Tiefreichende Rindenprellungsherde im Kleinhirn. Ischämische Nervenzellveränderungen in der Großhirnrinde. Ausfall von Purkinjezellen sowie Proliferation von Bergmannscher Glia, Astro- und Mikroglia. Reduktion der Körnerzellschicht.

D 34 Katze. 45malige Gewalteinwirkung von 1,2 atü (9,4 m/sec) in 63 Tagen in meist eintägigen Abständen.

Überlebenszeit: 80 Tage,
Bewußtlosigkeit: 16 mal, Gesamtdauer der Bewußtlosigkeit: 14 min 08 sec,
Benommenheit: zweimal,
Krampfen: ∅.

Es wurden 45 Versuche mit der Geschwindigkeit von 9,4 m pro sec in 63 Tagen ausgeführt. 80 Tage nach Versuchsbeginn wurde das Tier getötet (Abb. 19).

Pathomorphologischer Befund. In fronto-parietalen und in temporo-basalen Anteilen beider Großhirnhemisphären finden sich tiefreichende Rindenprellungsherde im II. bis III. Stadium. Diffuser Untergang von Nervenzellen in der gesamten Großhirnrinde. Das Marklager der Großhirnhemisphären zeigt Gliaproliferation, vor allem von astrogliösen, weniger von mikrogliösen Zellen. Teils sieht man symplasmatische Verbände von Gliazellen.

Am Kleinhirnwurm und an den Kleinhirnhemisphären sind tiefreichende kleinere Rindenprellungsherde im II. bis III. Stadium nachweisbar. In der Umgebung besteht Gliaproliferation. Purkinjezellen sind vielfach ausgefallen, teils geschrumpft, hyperchromatisch, mit bizarr gezackten Ausläufern. Sie sind an den lateral gelegenen Windungskuppen, vor allem des Kleinhirnwurms, am stärksten verändert und ausgefallen. Die Bergmannsche Glia zeigt Proliferation, besonders dort, wo die Purkinjezellen nicht mehr dargestellt sind. In der Molekularschicht ist besonders Makroglia, weniger Mikroglia, in starkem Maße proliferiert. Das Marklager der Kleinhirnläppchen zeigt ebenfalls eine mittelgradige Gliaproliferation. Schrumpfung und Hyperchromatose der Nervenzellen der Olive mit Mikrogliaproliferation (Abb. 20; vgl. auch Abb. 47, S. 77; Abb. 48, S. 78, u. Abb. 57, S. 91).

Im Bereich der Pyramidenvorder- und -seitenstränge, bis in thorakale Anteile reichend, besteht Proliferation von vorwiegend Astro-, weniger von Mikroglia. Bei der Markscheidenfärbung sind diese Areale deutlich aufgehellt.

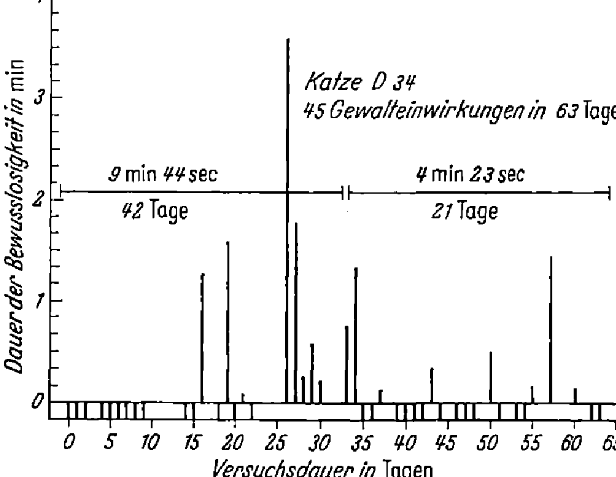

Abb. 18. D 31 Katze. Rindenprellungsherde im Kleinhirnwurm bei *a*

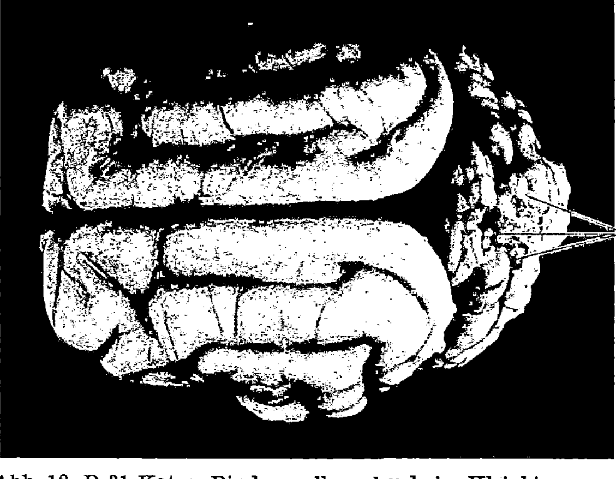

Abb. 19. D 34 Katze. Gewalteinwirkung mit 9,4 m/sec in meist eintägigem Abstand. Aufzeichnung der Dauer der Bewußtlosigkeit ergibt: Verlaufsform vom Adaptationstyp

Zusammenfassung. Rindenprellungsherde der Groß- und Kleinhirnhemisphären und des Kleinhirnwurms im II. bis III. Stadium. Mittelgradiger Nervenzelluntergang in beiden Großhirnhemisphären. Weitgehender Ausfall von Purkinjezellen. Proliferation der Bergmannschen Glia, der Astro- und Mikroglia in der Molekularschicht und dem Markstrahlen. Gliaproliferation in den Pyramidenvorder- und -seitensträngen.

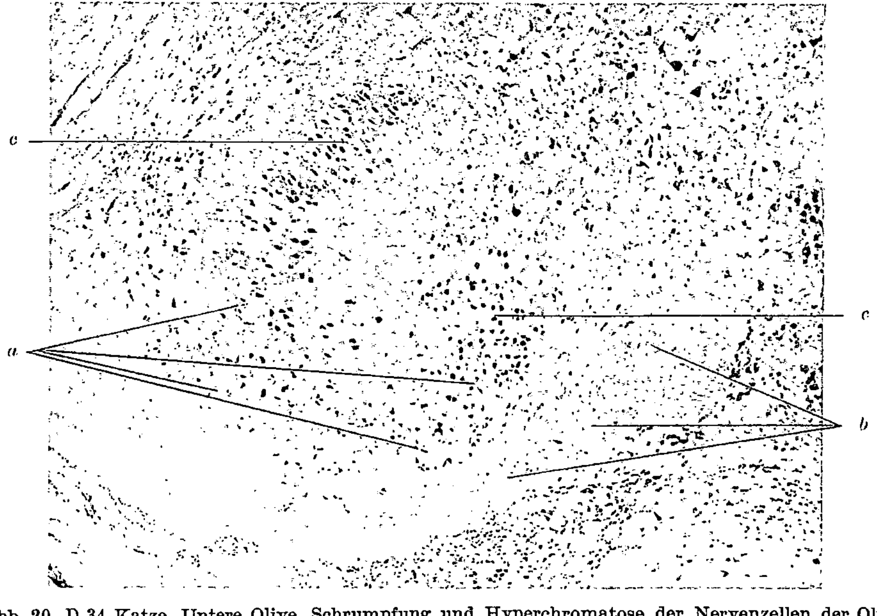

Abb. 20. D 34 Katze. Untere Olive. Schrumpfung und Hyperchromatose der Nervenzellen der Olive bei *a*, mit ausgedehnter Mikrogliaproliferation sowohl innerhalb der Olive als auch in deren Umgebung, vor allem bei *b*. Bei *c* intakte Zellen im Olivenband. Nissl, 20:1

Besprechung der Ergebnisse

An zwei Katzen (D 33 und D 30) erfolgte die wiederholte stumpfe Gewalteinwirkung auf den Schädel mit einer *Geschwindigkeit von 8,3 m/sec bzw. 30,0 km/Std.*

D 33 starb nach der zweiten, in eintägigem Abstand erfolgten Gewalteinwirkung. Das Tier war beide Male bewußtlos, insgesamt 1 min 25 sec. Es bestand ein beginnendes Ödem der Großhirnmarklager und der Großhirnrinde. Bei der Katze D 30, die in 62 Tagen 29mal in meist zweitägigem Intervall im Versuch war, trat nur dreimal Bewußtlosigkeit auf. Das Tier wurde 80 Tage nach Versuchsbeginn getötet. In der Fronto-Parietalregion lagen kleine Rindenprellungsherde im II. Stadium vor. Unabhängig von den primären traumatischen Läsionen bestanden elektive Parenchymnekrosen. Auffallend waren die fortgeschrittenen Veränderungen an den Nervenzellen der gesamten Großhirnrinde und des Thalamus. Die Nervenzellen waren geschrumpft und wiesen Vacuolen auf. Die Kerne waren hyperchromatisch und ohne erkennbare Strukturen. Das Kleinhirnmarklager zeigte erhebliche Gliaproliferation, vorzugsweise von Astro- und Mikroglia.

Die Purkinjezellen des Kleinhirns waren geschrumpft und hyperchromatisch, stellenweise ausgefallen. Zellveränderung und -ausfall war an den lateral gelegenen Windungskuppen des Kleinhirnwurmes besonders ausgeprägt; Bergmannsche

Glia und Mikroglia sind proliferiert. Die Nervenzellen an den unteren Oliven — stellenweise auch an den Nebenoliven — sind weitgehend ausgefallen.

Obwohl das Versuchstier D 30 nach nur 3 von 29 Experimenten bewußtlos war, nie krampfte und sich unauffällig verhielt, lagen ausgedehnte pathomorphologische Veränderungen vor, wobei die primären traumatischen Alterationen gegenüber den sekundären, kreislaufbedingten Schäden in den Hintergrund traten.

An drei Katzen (D 27, 31 und 34) wirkte wiederholt stumpfe Gewalt auf den Schädel mit der *Geschwindigkeit von 9,4 m/sec = 34,0 km/Std* entsprechend der *Beschleunigung von 315 g* ein.

Pathomorphologischer Befund. Bei allen Tieren bestanden Rindenprellungsherde sowohl an der Stoßstelle wie an deren Gegenseite. Außerdem lagen tiefreichende Herde im Kleinhirn vor.

Katze D 27 mußte wegen zunehmender Schwere des klinischen Bildes 3 Tage nach dem letzten Versuch getötet werden; es lagen Blutungen in Brücke und Medulla oblongata sowie subdurale Blutungen über der rechten Großhirnhemisphäre vor.

In der Rinde der Großhirnhemisphären fanden sich ischämisch veränderte Nervenzellen. Bei allen Katzen lag übereinstimmend Gliaproliferation verschiedenen Grades mit Bildung symplasmatischer Verbände im Marklager vor. In der Umgebung der Rindenprellungsherde im Kleinhirn und unabhängig von den primär geschädigten Regionen sieht man Lichtungen der Körnerzellschicht, von der stellenweise nur noch ein dünner Saum nachweisbar ist. Purkinjezellen zeigen ausgeprägt Schrumpfung und Hyperchromatose; stellenweise sind sie ausgefallen und durch Bergmannsche Glia ersetzt. In der Molekularschicht und in den Markstrahlen besteht Proliferation von Astro- und Mikroglia. In den Pyramidenvorder- und -seitensträngen ist deutliche Gliaproliferation nachweisbar.

Verhalten der Versuchstiere. Bei D 27 lag nach 9 von 14 Versuchen, bei D 31 nach 18 von 29 Versuchen und bei D 34 nach 18 von 45 Versuchen Bewußtseinsstörung vor. Die Dauer der Bewußtlosigkeit verhielt sich in der ersten Hälfte des Versuchs zur zweiten Hälfte bei D 31 wie 28:1 und bei D 34 wie 2:1.

Die Cornealreflexe waren verschiedentlich nicht auslösbar. Nach 3 von 88 Versuchen (3,4%) traten Krämpfe auf, nämlich bei Katze D 27, in deren Versuchsreihe mehrfach gehäufte Experimente eingestreut worden waren. Das bedeutet, daß bei gleicher Intensität der einwirkenden stumpfen Gewalt Katzen in nur 3,4% der Experimente krampften, Kaninchen dagegen in 40,5%. — Bei dieser Intensität von 9,4 m/sec haben wir erstmals *flüchtige Paresen*, stets an den Vorderläufen, registrieren können.

d) Stumpfe Gewalteinwirkung auf den Schädel von Katzen mit einer Geschwindigkeit von 10,5 m/sec, entsprechend einer Beschleunigung von 360 g

Intensität der einwirkenden Gewalt	Nummer des V.-T.	Gesamtzahl der Gewalteinwirkungen	Durchgeführt in Tagen	Überlebenszeit ab erster Gewalteinwirkung	Überlebenszeit ab letzter Gewalteinwirkung	Tiere, die spontan ad exitum kamen
1,5 atü =	D 32	1	—	3 Std	—	spontan
10,5 m/sec =	D 35	27	37 Tage	37 Tage	2 Std	spontan
37,0 km/Std =	D 25	30	119 Tage	150 Tage	31 Tage	—
360 g	D 37	31	65 Tage	80 Tage	15 Tage	—

D 32 Katze. Einmalige Gewalteinwirkung von 1,5 atü (10,5 m/sec).
Überlebenszeit: 3 Std,
Bewußtlosigkeit: einmal, Gesamtdauer der Bewußtlosigkeit: 2 min 25 sec,
Benommenheit: ∅,
Krampfen: ∅.
Die Gewalteinwirkung mit einer Geschwindigkeit von 10,5 m/sec führt zu sofortiger Bewußtlosigkeit. Die Cornealreflexe sind beiderseits auslösbar. Wegen sofortigen Atemstillstandes wird eine min künstlich beatmet. Die Bewußtlosigkeit dauert 2 min 25 sec. Das Versuchstier wird 3 Std nach der Gewalteinwirkung tot aufgefunden.

Pathomorphologischer Befund. Ausgedehnte Frakturen des Schädeldaches. In der rechten Stirnhöhle bemerkt man Blutcoagula. In den Großhirnhemisphären fronto-parietal, etwas unterhalb des Balkens, bemerkt man eine etwa pfefferkorngroße, frische Blutung. Am Kleinhirn liegen Rindenprellungsherde im I. Stadium vor, die z. T. bis in das Kleinhirnmarklager hineinreichen. Durch oberflächliche Blutungen sind die Zwischenräume der einzelnen Läppchen auseinandergedrängt. Die Blutungen sind in das Ventrikelsystem eingebrochen. Der IV. Ventrikel und der Aquaeductus Sylvii, in geringerem Maße auch der III. Ventrikel, sind mit geronnenen Blutmassen tamponiert.

Zusammenfassung. Intracerebrale Blutungen im Großhirn. Rindenprellungsherde im I. Stadium an der Dorsalfläche des Kleinhirns. Einbruch einer Blutung in den IV. Ventrikel, den Aquaeductus Sylvii und den III. Ventrikel mit Ventrikeltamponade.

D 35 Katze. 27malige Gewalteinwirkung von 1,5 atü (10,5 m/sec) in 37 Tagen.
Überlebenszeit: 37 Tage,
Bewußtlosigkeit: 25mal, Gesamtdauer der Bewußtlosigkeit: 34 min 41 sec,
Benommenheit: ∅,
Krampfen: Viermal, Gesamtdauer des Krampfens: 1 min 35 sec.

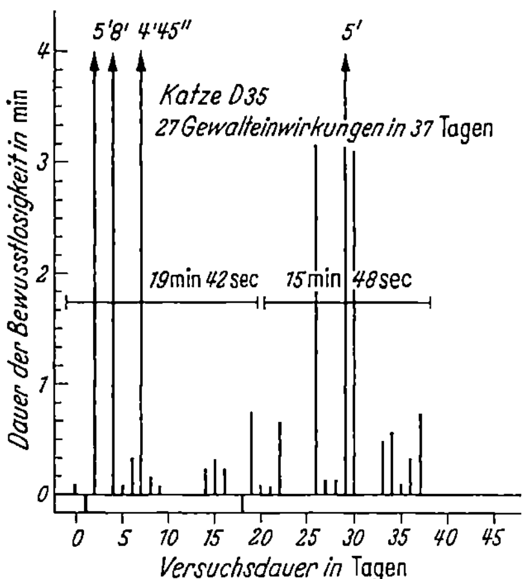

Abb. 21. D 35 Katze. Gewalteinwirkung mit einer Geschwindigkeit von 10,5 m/sec in meist eintägigen Abständen. Aufzeichnung der Dauer der Bewußtlosigkeit ergibt: Verlaufsform vom Adaptationstyp

Es werden 27 Experimente mit einer Geschwindigkeit von 10,5 m/sec in 37 Tagen durchgeführt. Nach vier Versuchen tritt Krampfen auf, insgesamt für die Dauer von 1 min 35 sec. Infolge der letzten Gewalteinwirkung ist es zu einer frischen, linksseitigen, etwa kirschkerngroßen Blutung im Großhirnmarklager gekommen, die zu einer Tamponade des linken Seitenventrikels und vorderer Anteile des rechten Seitenventrikels geführt und dadurch den Tod des Versuchstieres 2 Std nach der letzten Gewalteinwirkung verursacht hat (Abb. 21).

Pathomorphologischer Befund. Über beiden Hemisphären sind umschriebene subarachnoideale Blutungen zu sehen. Laterale Teile der linken Temporalregion sowie der linke Temporalpol zeigen flächenhafte subarachnoideale Blutungen. Außerdem liegen subarachnoideale Blutungen an den dem verknöcherten Tentorium zugewandten Flächen der Occipitallappen und des Kleinhirns vor. In der linken Hemisphäre sieht man von frontal bis occipital eine massive Blutung, die in das Ventrikelsystem eingebrochen ist und zu einer Tamponade des Ventrikelsystems geführt hat. Das Volumen der linken Hemisphäre ist durch ein ausgedehntes Ödem vergrößert. Das Gehirn ist nach rechts über die Mittellinie verdrängt, insbesondere Brückenanteile und rostrale Anteile der Medulla oblongata. An beiden Großhirnhemisphären finden sich tiefreichende, keil- und napfförmige Rindenprellungsherde im II. bis III. Stadium. Die Purkinjezellen sind mäßiggradig geschrumpft, hyperchromatisch; die Kerne stellen sich nicht mehr vom umgebenden Cytoplasma abgesetzt dar. Vor allem an den lateral gelegenen Windungskuppen des Wurms findet sich Ausfall von Purkinjezellen. Mäßige Proliferation der Bergmannschen Glia. Angedeutete Proliferation von Astro- und Mikroglia, besonders in der Molekularschicht. Mittelgradige Gliaproliferation im Kleinhirnmarklager. Deutliche Proliferation von Astro- und Mikroglia in den Pyramiden-bahnarealen.

Zusammenfassung. Tiefreichende keilförmige Rindenprellungsherde im Großhirn im II. bis III. Stadium. Massive frische Blutung in der linken Hemisphäre mit Einbruch in das Ventrikelsystem. Ödem der linken Hemisphäre. Verdrängung der linken Hemisphäre über die Mittellinie nach rechts, vor allem von Pons und Medulla oblongata. Im Kleinhirn sekundäre pathomorphologische Veränderungen. Proliferation von Makro- und Mikroglia in den Pyramidenbahnarealen.

D 25 Katze. 30malige Gewalteinwirkung von 1,5 atü (10,5 m/sec) in 119 Tagen.
Überlebenszeit: 150 Tage,
Bewußtlosigkeit: 24mal, Gesamtdauer der Bewußtlosigkeit: 88 min 55 sec,
Benommenheit: dreimal,
Krampfen: einmal, Gesamtdauer des Krampfens: 1 min.

Insgesamt werden 30 Versuche mit einer Geschwindigkeit von 10,5 m/sec in 119 Tagen durchgeführt (Abb. 22).

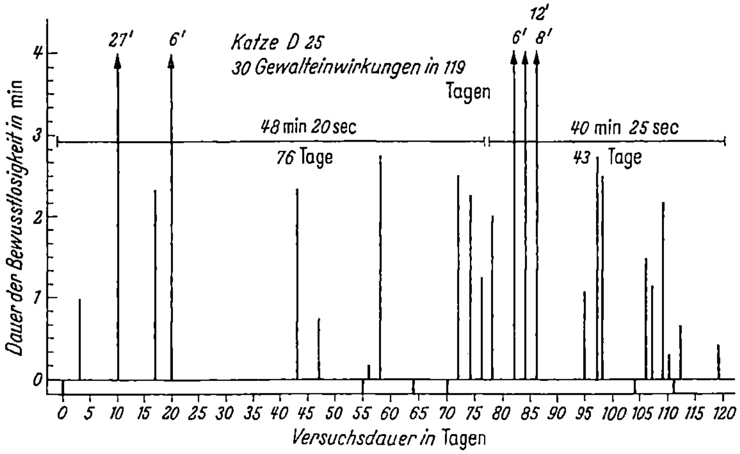

Abb. 22. D 25 Katze. Gewalteinwirkungen mit 10,5 m/sec. Aufzeichnung der Dauer der Bewußtlosigkeit ergibt: Verlaufsform vom Adaptationstyp

Pathomorphologischer Befund. In fronto-parietalen Abschnitten lassen sich nahe der Mantelkante oberflächliche Rindenprellungsherde, die sich in der Molekularschicht und in oberflächlichen Rindenschichten befinden, nachweisen. Mäßiggradige Proliferation von Astro- und Mikroglia in beiden Großhirnmarklagern; stellenweise sieht man symplasmatische Gliazellverbände. In den Kleinhirnhemisphären ist ein oberflächlicher, scharfrandiger Substanzdefekt in Form eines Rindenprellungsherdes im II. bis III. Stadium nachweisbar.

Unabhängig davon finden sich sekundäre pathomorphologische Veränderungen. Die Körnerzellschicht ist gelichtet, z. T. nur noch schemenhaft erkennbar. Weitgehender Ausfall von Purkinjezellen, vor allem in den lateralen Teilen an den Windungskuppen des Kleinhirnwurms. Proliferation von Bergmannscher Glia. Proliferation von Astro- und Mikroglia in der Molekularschicht des Kleinhirns. Mäßiggradige Gliaproliferation in den Markstrahlen. Mittelgradige Gliaproliferation im Kleinhirnmarklager. In den Pyramidenbahnarealen sieht man Gliaproliferation, vor allem von Astroglia, mit Bildung von symplasmatischen Zellverbänden.

Zusammenfassung. Kleinere oberflächliche Rindenprellungsherde in den Großhirnhemisphären und an der Oberfläche des Kleinhirns im II. bis III. Stadium. Mittelgradige Proliferation der Glia in den Marklagern. Ausgedehnter Untergang der Körnerzellen und der Purkinjezellen mit Proliferation von Bergmannscher Glia und Astro- und Mikroglia. Gliaproliferation in den Pyramidenbahnen.

D 37 Katze. 37malige Gewalteinwirkung von 1,5 atü (10,5 m/sec) in 65 Tagen in zweitägigen Abständen.

Überlebenszeit: 80 Tage,

Bewußtlosigkeit: 12mal, Gesamtdauer der Bewußtlosigkeit: 2 min 19 sec,

Benommenheit: einmal,

Krampfen: dreimal, Gesamtdauer des Krampfens: 17 sec.

Insgesamt werden 37 Experimente mit einer Geschwindigkeit von 10,5 m/sec in 65 Tagen durchgeführt, etwa in zweitägigen Abständen (Abb. 23).

Pathomorphologischer Befund. Das gesamte Marklager beider Großhirnhemisphären zeigt Proliferation von Makro- und Mikroglia. Man sieht häufig symplasmatische Zellverbände. Im Ammonshornbereich sind auf einer Seite die Nervenzellen im Ammonshorn — etwa h_1 entsprechend — vollständig ausgefallen. Hier ist die Glia proliferiert. Gliaproliferation, vorzugsweise von Mikroglia, auch im Marklager des Ammonshornes.

Im Kleinhirnbereich sieht man Ausfall von Purkinjezellen. Das Cytoplasma zeigt teilweise Vacuolenbildungen. Die Kerne sind nur noch undeutlich dargestellt. Daneben sind viele Purkinjezellen geschrumpft. Mäßige Gliaproliferation, vorzugsweise von Astro- und Mikroglia, in der Molekularschicht. Das Kleinhirnmarklager zeigt Proliferation von Astro- und Mikroglia. Die Nervenzellen im Olivenband zeigen Vacuolenbildung im Cytoplasma, das blasig-schaumige Strukturen aufweist. Stellenweise bemerkt man geschrumpfte Zellen, bei denen der Kern nicht mehr erkennbar ist. In den Pyramidenbahnarealen ist eine mittelgradige Proliferation von Astro- und Mikroglia mit symplasmatischen Verbänden nachweisbar. Auch im Cervical- und Thorakalmark läßt sich in den Pyramidenvorder- und -seitensträngen Gliaproliferation nachweisen. (Vgl. Abb. 64 u. 65, S. 96.)

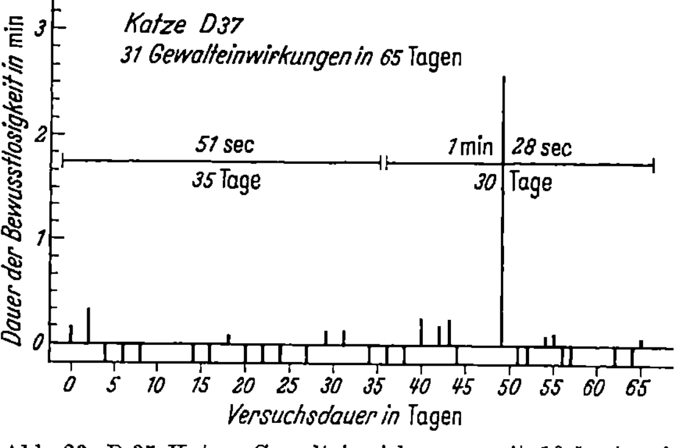

Abb. 23. D 37 Katze. Gewalteinwirkungen mit 10,5 m/sec in zweitägigen Abständen. Die Aufzeichnung der Dauer der Bewußtlosigkeit ergibt eine Mischform von Adaptations- und Summationstyp

Zusammenfassung. Mäßiggradige Proliferation von Astro- und Mikroglia in der Molekularschicht beider Großhirnhemisphären. Mittelgradige Proliferation von Astro- und Mikroglia im Bereich beider Großhirnmarklager. Nervenzellausfall im Ammonshornband in h_1. Mittelgradiger Ausfall von Purkinjezellen. Mäßige Gliaproliferation in der Molekularschicht, mittelgradige Gliaproliferation im Pyramidenvorder- und -seitenstrang.

Besprechung der Ergebnisse

Bei vier Katzen (D 32, 35, 25 und 37) erfolgte die wiederholte stumpfe Gewalteinwirkung auf den Schädel mit einer *Geschwindigkeit von 10,5 m/sec bzw. 37,0 km/Std* entsprechend einer *Beschleunigung von 360 g.*

Zwei Versuchstiere kamen vorzeitig ad exitum, Katze D 32 3 Std nach der ersten Gewalteinwirkung und Katze D 35 2 Std nach dem letzten der 27 Experimente, die in 37 Tagen in meist eintägigen Abständen durchgeführt wurden.

Bei D 25 und D 37 wurden 30 Versuche in 118 Tagen bzw. 31 Versuche in 65 Tagen vorgenommen, in durchschnittlichen Abständen von 3 bzw. 2 Tagen.

Pathomorphologischer Befund. Beide Versuchstiere, die spontan ad exitum kamen (D 32 und D 35), zeigten ausgedehnte intracerebrale Blutungen mit Einbruch in das Ventrikelsystem. Nur eins der vier Tiere, D 37, zeigte keine primären traumatischen Alterationen. Bei den drei übrigen Katzen lagen subarachnoideale Blutungen, Substanzdefekte in Form von Rindenprellungsherden in Groß- und Kleinhirn sowie intracerebrale Blutungen vor. Außer den primären traumatischen Alterationen zeigten die Tiere erhebliche sekundäre Veränderungen, vor allem am Kleinhirn sowie Gliaproliferation der Pyramidenvorder- und -seitenstränge. Bei Katze D 37 (37 Versuche in 65 Tagen in zweitägigen Abständen, Überlebenszeit 80 Tage) lag im Ammonshornband einer Seite Nervenzellausfall in h_1 mit sekundärer Mikrogliaproliferation vor.

Verhalten der Versuchstiere. Insgesamt lagen Bewußtseinsstörungen (Bewußtlosigkeit und Benommenheit) bei D 35 nach 25 von 27 Experimenten, bei D 25 nach 27 von 30 und bei D 37 nach 13 von 31 Experimenten vor. Die Dauer der Bewußtlosigkeit verhielt sich in der ersten Hälfte des Versuches zur zweiten Hälfte bei D 35 wie 1,3:1, bei D 25 wie 1,2:1 und bei D 37 wie 1:1,7. Während die Dauer der Bewußtlosigkeit bei D 35 und D 25 in der zweiten Hälfte der Versuchsreihe abnimmt, steigt sie bei D 37 leicht an.

Nach 8 von 89 Versuchen (9%) krampften die Katzen. Die Krämpfe sind auch in dieser Gruppe in der zweiten Versuchshälfte weniger zahlreich. Das Verhältnis der ersten Versuchshälfte zur zweiten beträgt etwa 3:1. Mit Ausnahme eines Streckkrampfes handelte es sich immer um tonisch-klonische Krämpfe.

Die Cornealreflexe waren während der Bewußtlosigkeit gelegentlich negativ, ließen sich andererseits auslösen, selbst in Fällen, die wegen Atemstillstandes künstlich beatmet werden mußten (vgl. D 32, 3 Std nach der ersten Gewalteinwirkung Exitus; sofort bewußtlos, Cornealreflexe beiderseits positiv, künstliche Beatmung bis 1 min, Kopfheben nach 2 min 25 sec).

Flüchtig auftretende Paresen bestanden stets nur an den Vorderläufen.

e) Stumpfe Gewalteinwirkung auf den Schädel von Katzen mit einer Geschwindigkeit von 12,2 m/sec, entsprechend einer Beschleunigung von 440 g

Intensität der einwirkenden Gewalt	Nummer des V.-T.	Gesamtzahl der Gewalteinwirkungen	Durchgeführt in Tagen	Überlebenszeit ab erster | letzter Gewalteinwirkung		Tiere, die spontan ad exitum kamen
2,0 atü =	D 21	1	—	11 min	—	spontan
12,2 m/sec =	D 28	5	45	108 Tage	63 Tage	—
44,0 km/Std =	D 38	6	14	15 Tage	1 Tag	spontan
440 g	D 29	8	58	69 Tage	11 Tage	spontan
	D 15	19	94	99 Tage	5 Tage	—
	D 39	22	48	60 Tage	12 Tage	—
	D 26	39	122	140 Tage	18 Tage	—
	D 24	40	120	140 Tage	20 Tage	—
	D 16	68	222	282 Tage	60 Tage	—

D 21 Katze. Einmalige Gewalteinwirkung von 2,0 atü (12,2 m/sec).
Überlebenszeit: 11 min,
Bewußtlosigkeit: einmal, Gesamtdauer der Bewußtlosigkeit: 11 min,
Benommenheit: ∅,
Krampfen: einmal, Gesamtdauer des Krampfens: 20 sec.
Das Experiment mit einer Geschwindigkeit von 12,2 m/sec erzeugt sofort Bewußtlosigkeit und 20 sec anhaltendes Krampfen. Wegen Atemstillstandes wurde künstlich beatmet, ohne daß die Spontanatmung wiederkehrte. Nach 11 min setzte die Herztätigkeit aus.

Pathomorphologischer Befund. Im Großhirn sind keine pathomorphologischen Alterationen nachweisbar. Auf der Ventralfläche, am Übergang von der Medulla oblongata zum Halsmark, sieht man eine flächenhafte Braunrotfärbung der weichen Häute. Bei Schnitten durch caudale Teile der Medulla oblongata sowie durch obere und mittlere Cervicalabschnitte sind multiple kleinere frische Blutungen in der weißen und grauen Substanz nachweisbar.

Zusammenfassung. Frische multiple, punktförmige Blutungen in der Medulla oblongata und der Cervicalregion.

D 28 Katze. Fünfmalige Gewalteinwirkung von 2,0 atü (12,2 m/sec) in 45 Tagen.
Überlebenszeit: 108 Tage,
Bewußtlosigkeit: fünfmal, Gesamtdauer der Bewußtlosigkeit: 25 min 5 sec,
Benommenheit: $\emptyset$
Krampfen: einmal, Gesamtdauer des Krampfens: 20 sec.
Es wurden fünf Versuche mit einer Geschwindigkeit von 12,2 m/sec durchgeführt. 18 Tage nach dem ersten Experiment (ein zweites war am 9. Tag durchgeführt worden) tritt konstanter Tremor des Kopfes auf. In der Folgezeit werden weitere drei Versuche mit der gleichen Intensität vorgenommen. Die Katze wird nach dem fünften Experiment aus dem Versuch genommen und weiter beobachtet. Das Tier, das fast dauernd liegt und nur auf heftige mechanische Reize zu kurzem, geducktem Laufen zu bringen ist, zeigt in der Folge zunehmenden konstanten Kopftremor, der später auf Hals und Rumpf übergreift. Die Katze wird gefilmt.

Pathomorphologischer Befund. An temporo-basalen und occipito-basalen Abschnitten der Großhirnrinde sieht man drei tiefreichende Rindenprellungsherde im II. bis III. Stadium. In beiden Großhirnmarklagern besteht massive Gliaproliferation, vorzugsweise von Astro- und Mikroglia. Die Nervenzellen im Ammonshornband sind beiderseits weitgehend ausgefallen, vor allem im Sommerschen Sektor, weniger im dorsalen resistenten Bandanteil, und mittelgradig im Bereich von h_3. Die Gliaproliferation in diesem Abschnitt, die vorzugsweise aus Mikroglia besteht, ist mittelgradig.
An dorsalen Abschnitten des Kleinhirnwurms und einer Kleinhirnhemisphäre haben massive tiefreichende Substanzdefekte die Struktur weitgehend zerstört. Die Körnerzellschicht ist fast völlig ausgefallen. Die stark proliferierte Bergmannsche Glia läßt sich deutlich nachweisen; die Purkinjezellen sind reihenweise ausgefallen, vor allem an den lateral gelegenen Windungskuppen des Wurmes und auch in medialen Anteilen, jedoch hier vorzugsweise oberflächennahe. Sie zeigen nebeneinander verschiedene Veränderungen. Zum Teil sind die Zellen geschrumpft. Der Zellkern ist nicht mehr vom Cytoplasma zu unterscheiden. Die Zellen sind teilweise ausgefallen; es finden sich nur noch Fragmente von Zellkörpern und Kernen. An anderen Purkinjezellen ist das Cytoplasma vacuolig und gebläht, sie sehen „stachelig" aus. In der Molekularschicht und noch stärker ausgeprägt in den Markstrahlen sieht man eine erhebliche Gliaproliferation, vor allem von Makro- und Mikroglia.
Das Kleinhirnmarklager zeigt ebenfalls Gliaproliferation, auch in seinen Kerngebieten. In Pyramidenvorder- und seitensträngen lassen sich bis in thorakale Teile hinein Gliaproliferationen nachweisen. Am gesamten Rückenmark, bis in lumbale Abschnitte hinein, ist subdural altes Blutpigment nachweisbar.

Zusammenfassung. Drei kleinere, jedoch tiefreichende Rindenprellungsherde in basalen Abschnitten des Großhirns im II. bis III. Stadium. Gliaproliferation im Großhirnmarklager beiderseits. Ausfall von Nervenzellen im Ammonshornband, vor allem h_3 und h_1 betreffend. Tiefreichende Substanzdefekte im Kleinhirnwurm und an einer Kleinhirnhemisphäre. Fast vollständiger Ausfall der Körnerzellschicht. Proliferation der Bergmannschen Glia. Gliaproliferationen im Bereich der Markstrahlen, der Molekularschicht und im Kleinhirnmarklager, besonders in den Marklagerkerngebieten. Mittelgradige Proliferationen in den Pyramidenvorder- und -seitensträngen. Subdural bis lumbal altes Blutpigment.

D 88 Katze. Sechsmalige Gewalteinwirkung von 2,0 atü (12,2 m/sec) in zweitägigen Abständen in 14 Tagen.
Überlebenszeit: 15 Tage,
Bewußtlosigkeit: sechsmal, Gesamtdauer der Bewußtlosigkeit: 23 sec,
Benommenheit: $\emptyset$
Krampfen: $\emptyset$

Es werden sechs Experimente mit einer Geschwindigkeit von 12,2 m/sec in 14 Tagen durchgeführt. Die Gesamtdauer der Bewußtlosigkeit beträgt 23 sec. Nach jedem Versuch ist das Tier bis zu 6 min 40 sec bewußtlos. Am Tage nach der letzten Gewalteinwirkung — also 15 Tage nach Versuchsbeginn — wird das Tier tot aufgefunden.

Pathomorphologischer Befund. In der Großhirnrinde kein sicherer Nervenzellausfall. Auffällig sind die klaffenden Hirnfurchen in fronto-parietalen Abschnitten, vor allem in mantelkantennahen Teilen. Die Seitenventrikel sind mäßiggradig erweitert. Die im Querschnitt getroffenen Gefäße zeigen ein weites Lumen. An dorsalen Abschnitten des Kleinhirnwurms liegt eine tiefreichende Läsion vor. In der Umgebung dieses Rindenprellungsherdes im II. Stadium sind vor allem in oberflächennahen Abschnitten die Purkinjezellen weitgehend reduziert; darüber hinaus sind die Körnerzellen weitgehend ausgefallen und reduziert. In diesem Bereich ist die Bergmannsche Glia erheblich proliferiert. Mittelgradige Proliferation

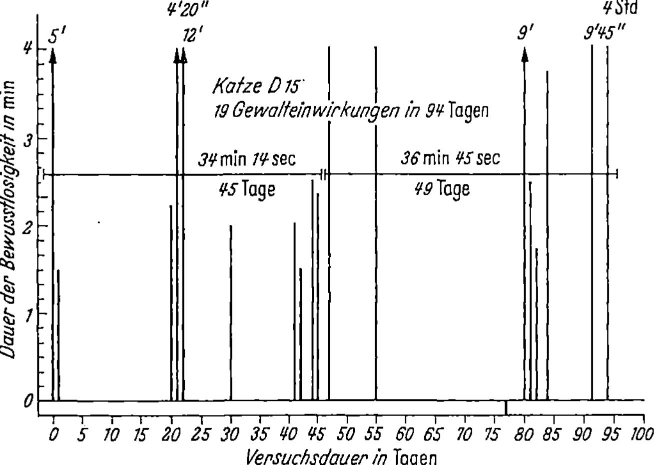

Abb. 24. D 15 Katze. Gewalteinwirkung mit 12,2 m/sec. Aufzeichnung der Dauer der Bewußtlosigkeit ergibt: Mischform zwischen Adaptations- und Summationstyp

von Mikro- und Astroglia in der Molekularschicht und in den Markstrahlen. Mäßiggradige Gliaproliferation im Kleinhirnmarklager, besonders in den Marklagerkernen.

Zusammenfassung. Tiefreichender Rindenprellungsherd im Kleinhirnwurm im II. Stadium. In der Umgebung Ausfall der Purkinjezellen und der Körnerschicht. Mikro- und Astrogliaproliferation in den Markstrahlen und der Molekularschicht.

D 29 Katze. Achtmalige Gewalteinwirkung von 2,0 atü (12,2 m/sec) in 58 Tagen.
Überlebenszeit: 69 Tage,
Bewußtlosigkeit: fünfmal, Gesamtdauer der Bewußtlosigkeit: 45 min 15 sec,
Benommenheit: zweimal,
Krampfen: zweimal, Gesamtdauer des Krampfens: 30 sec.
Die Versuche mit einer Geschwindigkeit von 12,2 m/sec in unregelmäßigen Abständen bewirken längere Bewußtlosigkeit zwischen 15 sec und 27 min. Nach der siebten Gewalteinwirkung liegt lediglich kurze Benommenheit vor, nach der achten tritt keine Bewußtlosigkeit auf. 69 Tage nach Versuchsbeginn wird das Tier tot aufgefunden.

Pathomorphologischer Befund. Umschriebene Substanzdefekte an basalen Abschnitten der Brücke. In der Großhirnrinde sieht man beginnende ischämische Zellveränderungen. Das Marklager beider Großhirnhemisphären zeigt eine mittelgradige Proliferation von Astro- und Mikroglia. In der linken Kleinhirnhemisphäre bestehen Substanzdefekte, die bis in das Marklager hineinreichen. Man bemerkt massenhaft Makrophagen, die Blutpigment phagocytiert haben. In der Umgebung findet sich Proliferation, vorzugsweise der Mikroglia. Molekularschicht und Markstrahlen zeigen mittelgradige Gliaproliferation. Die Purkinjezellen, z. T.

auch die Körnerzellschicht, sind weitgehend reduziert. Ausfall von Nervenzellen im Bereich der Oliven.

Zusammenfassung. Rindenprellungsherde an basalen Anteilen der Brücke und an dorsalen Abschnitten des Kleinhirns; beginnende ischämische Zellveränderungen der Großhirnrinde.

D 15 Katze. 19malige Gewalteinwirkung von 2,0 atü (12,2 m/sec) in 94 Tagen.

Überlebenszeit: 99 Tage,

Bewußtlosigkeit: 18 mal, Gesamtdauer der Bewußtlosigkeit: 5 Std 10 min 9 sec,

Benommenheit: ∅

Krampfen: einmal, Gesamtdauer des Krampfens: 20 sec.

Insgesamt werden 19 Experimente mit einer Geschwindigkeit von 12,2 m/sec in 94 Tagen durchgeführt. Es besteht — mit einer Ausnahme — nach jedem Experiment Bewußtlosigkeit (Abb. 24).

Pathomorphologischer Befund. Über basalen Teilen der rechten Temporalregion und der rechten Frontalregion sind die weichen Häute flächenhaft braun verfärbt. Über der gesamten linken Hemisphäre ist die Dura mit den darunterliegenden Häuten und dem Gehirn fest verbacken. Im Balken bemerkt man eine braunrot verfärbte, gekammerte Blutungshöhle, die mit dem linken Seitenventrikel kommuniziert. An beiden Großhirnhemisphären lassen sich tiefreichende Rindenprellungsherde im II. bis III. Stadium nachweisen. Das Ventrikelsystem ist erweitert, besonders linksseitig in Richtung zu den Defekten hin (Abb. 25). Es findet sich eine erhebliche Proliferation von Makro- und Mikroglia. Im Marklager beider Großhirnhemisphären sieht man Astro- und Mikrogliaproliferation. In der linken Großhirnhemisphäre sind Rinde und Mark hochgradig verschmälert. Beide Bereiche lassen sich nicht mehr voneinander unterscheiden. Hier hat sich eine ausgedehnte bindegewebig-gliöse Narbe gebildet. Man sieht massenhaft altes,

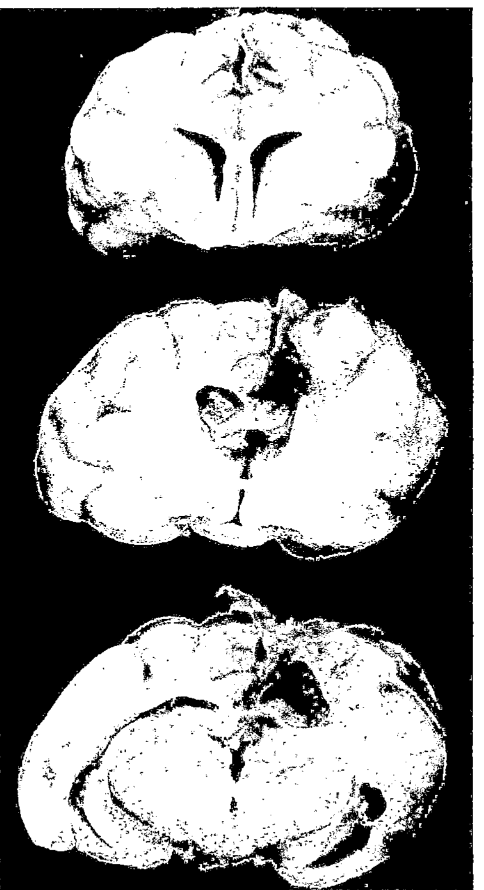

Abb. 25. D 15 Katze. Frontalscheiben durch das Großhirn. Substanzdefekte besonders in der linken Hemisphäre. Hochgradige Erweiterung der Seitenventrikel, insbesondere linksseitig, mit Ausziehung des Ventrikels zum Defekt hin. Erweiterung des III. Ventrikels

eingelagertes Blutpigment. Verkalkte Nervenzellen. Im Nucleus ruber sieht man beiderseits einige primär gereizte Zellen. Im Mittelhirn reicht die Gliaproliferation bis in untere Anteile der Medulla oblongata hinein. Im Kleinhirn liegen tiefreichende Rindenprellungsherde im II. bis III. Stadium vor. Abseits von diesen primären traumatischen Alterationen besteht Ausfall von Purkinjezellen. Proliferation der Bergmannschen Glia. Astro- und Mikrogliaproliferation in den Markstrahlen und der Molekularschicht. In unteren Abschnitten der Medulla oblongata und im Cervicalbereich mittelgradige Proliferation von Astro- und Mikroglia in weißer und grauer Substanz mit Bevorzugung der absteigenden Projektionssysteme.

Zusammenfassung. Ausgedehnte Rindenprellungsherde im II. bis III. Stadium. Alte Blutungen in Rinde und Mark. Erhebliche Gliaproliferation in Rinde und Mark. Linksseitig ist von der Rinde und vom Mark lediglich eine schmale, bindegewebig-gliöse Narbe übrig mit

4*

verkalkten Nervenzellen. Erhebliche Erweiterung beider Seitenventrikel, vor allem des linken Ventrikels, mit Ausdehnung auf die tiefreichenden Substanzdefekte. Gliaproliferation im Hirnstamm und in der Medulla oblongata. In unteren Abschnitten der Medulla oblongata und der Cervicalregion Gliaproliferation in weißer und grauer Substanz, bevorzugt in absteigenden Projektionssystemen der Pyramidenvorder- und -seitenstränge, jedoch auch diffus, ohne Bezug auf Areale oder Projektionssysteme.

D 39 Katze. 22malige Gewalteinwirkung von 2,0 atü (12,2 m/sec) in zweitägigen Abständen in 48 Tagen.

Überlebenszeit: 60 Tage,

Bewußtlosigkeit: 16mal, Gesamtdauer der Bewußtlosigkeit: 22 min 57 sec,

Benommenheit: ∅

Krampfen: einmal, Gesamtdauer des Krampfens: 15 sec.

Es werden 22 Experimente mit einer Geschwindigkeit von 12,2 m/sec in 48 Tagen — in etwa zweitägigen Abständen — durchgeführt. Nach einer Gewalteinwirkung krampft das Versuchstier 15 sec lang (Abb. 26).

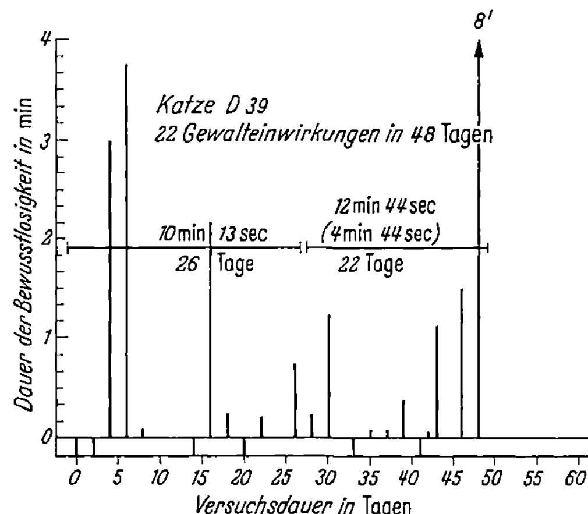

Abb. 26. D 39 Katze. Gewalteinwirkung mit 12,2 m/sec in zweitägigen Abständen. Aufzeichnung der Dauer der Bewußtlosigkeit ergibt: Mischform vom Adaptations- und Summationstyp. Die letzte Gewalteinwirkung blieb unberücksichtigt, da das Tier wegen dieser Gewalteinwirkung ad exitum kam

Pathomorphologischer Befund. In der Rinde beider Großhirnhemisphären sieht man angedeutete ischämische Nervenzellveränderungen. Bei der Färbung mit Hämatoxylin-Eosin stellt sich das Cytoplasma rötlich dar. In der Molekularschicht und in den Marklagern beider Großhirnhemisphären sind Astro- und Mikroglia mäßiggradig gewuchert. An einigen Stellen sieht man symplasmatische Zellverbände. Stellenweise Ausfall der Purkinjezellen. Die restierenden Zellen sind geschrumpft, der Kern ist nicht mehr deutlich dargestellt. In diesen Abschnitten mittelgradige Proliferation der Bergmannschen Glia. Mäßiggradige Gliaproliferation in der Molekularschicht und in den Markstrahlen. Die absteigenden Projektionssysteme, vor allem der Pyramidenvorder- und -seitenstrang, zeigen Gliazellproliferation.

Zusammenfassung. Angedeutete ischämische Nervenzellveränderungen in der Rinde beider Großhirnhemisphären. Mittelgradige Gliaproliferationen in den Großhirnhemisphären. Sekundäre Veränderungen im Kleinhirn, vor allem an den Purkinjezellen. Gliaproliferationen im Pyramidenvorder- und -seitenstrang.

D 26 Katze. 39malige Gewalteinwirkung von jeweils 2,0 atü (12,2 m/sec) in 122 Tagen.

Überlebenszeit: 140 Tage,

Bewußtlosigkeit: 24mal, Gesamtdauer der Bewußtlosigkeit: 25 min 59 sec,

Benommenheit: einmal,

Krampfen: zweimal, Gesamtdauer des Krampfens: 41 sec.

Es werden 39 Experimente mit einer Geschwindigkeit von 12,2 m/sec in 122 Tagen durchgeführt. Nach den ersten Versuchen werden wegen des Zustandes des Tieres traumafreie Intervalle von mehreren Tagen eingelegt (Abb. 27).

Pathomorphologischer Befund. Das Großhirnmarklager zeigt eine mittelgradige Proliferation von Astro- und Mikroglia. Im Kleinhirn sieht man einen tiefreichenden Rindenprellungsherd im II. Stadium. In der Umgebung des Defektes sind die Körnerzellen und die Purkinjezellen großenteils ausgefallen, die Bergmannsche Glia ist proliferiert. Aber auch in Abschnitten, die entfernt von der Stelle der Gewalteinwirkung liegen, sind Körnerzellen und Purkinjezellen ausgefallen; die restierenden Purkinjezellen zeigen ein vacuoliges Cytoplasma und Schrumpfung. Erhebliche Proliferation der Bergmannschen Glia. Weitgehende Proliferation von Astro- und Mikroglia mit symplasmatischen Verbänden in den Markstrahlen und in der Molekularschicht. In den unteren Abschnitten der Medulla oblongata, im Cervical- und Thorakalbereich bemerkt man erhebliche Gliaproliferation sowohl in weißer als auch in grauer Substanz. Hier besonders sind die absteigenden Projektionssysteme sowie die Vorder- und Seitenstränge befallen. (Vgl. Abb. 60, S. 93, u. Abb. 61, S. 94).

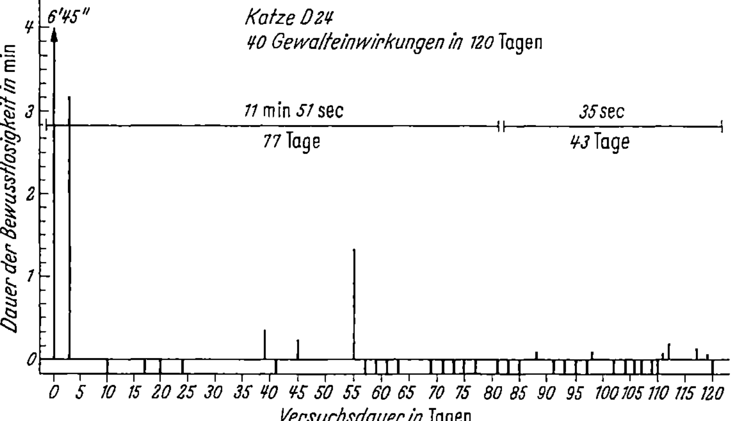

Abb. 27. D 26 Katze. Gewalteinwirkung mit 12,2 m/sec. Aufzeichnung der Dauer der Bewußtlosigkeit ergibt: Verlaufsform vom Adaptationstyp

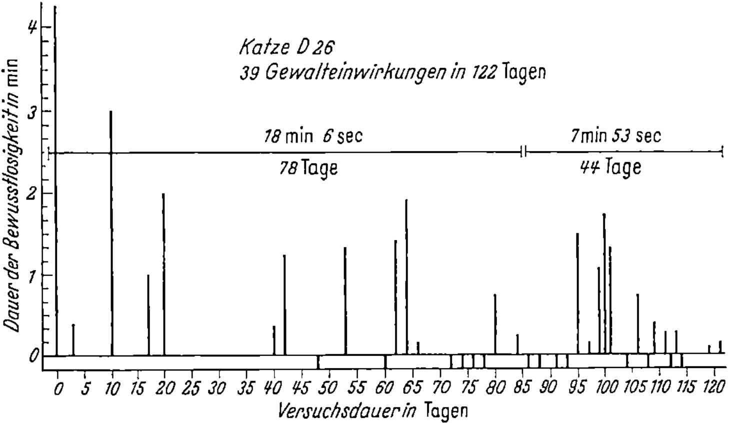

Abb. 28. D 24 Katze. Gewalteinwirkung mit 12,2 m/sec. Aufzeichnung der Dauer der Bewußtlosigkeit ergibt: Verlaufsform vom Adaptationstyp

Zusammenfassung. Im Kleinhirn findet sich ein tiefreichender Rindenprellungsherd im II. bis III. Stadium. In der Umgebung und auch örtlich unabhängig von der Läsion sieht man sekundäre pathomorphologische Alterationen. Gliaproliferation in den absteigenden Projektionssystemen, aber auch diffus im Hals- und Thorakalmark und in der Medulla oblongata.

D 24 Katze. 40malige Gewalteinwirkung von 2,0 atü (12,2 m/sec) in 120 Tagen.
Überlebenszeit: 140 Tage,
Bewußtlosigkeit: elfmal, Gesamtdauer der Bewußtlosigkeit: 12 min 26 sec,
Benommenheit: zweimal,
Krampfen: viermal, Gesamtdauer des Krampfens: 28 sec.

Es werden 40 Versuche mit einer Intensität von 12,2 m/sec in 120 Tagen durchgeführt (Abb. 28).

Pathomorphologischer Befund. In der gesamten Großhirnrinde fleckförmiger und pseudo-laminärer Nervenzellausfall. Die restierenden Zellen sind geschrumpft. Die Kerne lassen

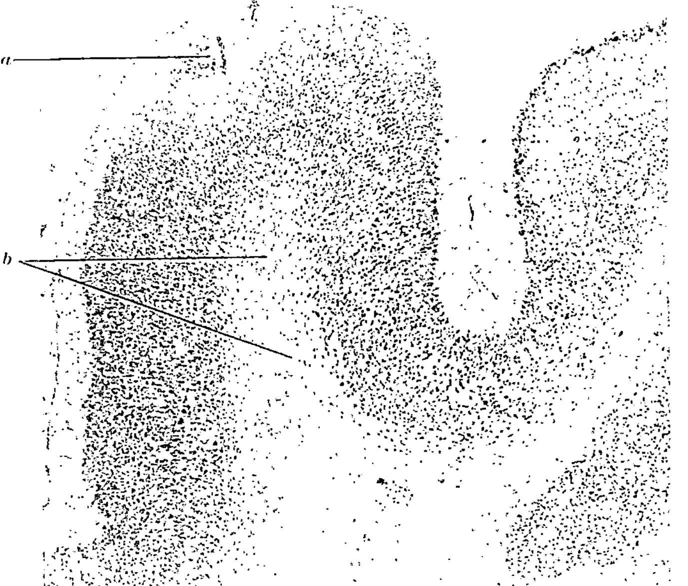

Abb. 29. D 16 Katze. Gewalteinwirkung mit 12,2 m/sec. Aufzeichnung der Dauer der Bewußtlosigkeit ergibt: Verlaufsform vom Adaptationstyp

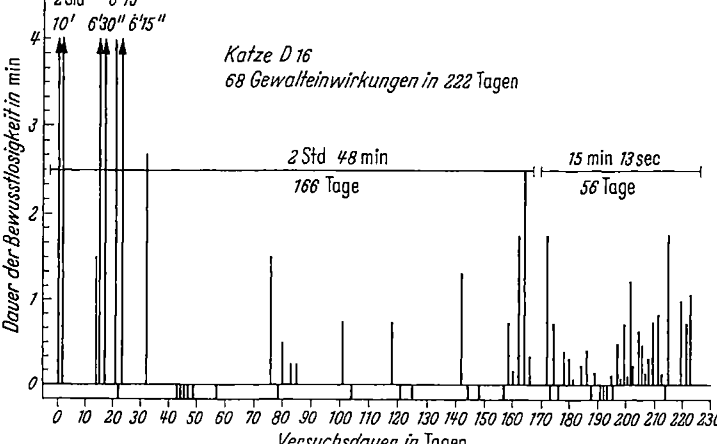

Abb. 30. D 16 Katze. Großhirn. Keilförmiger, oberflächlicher Rindenprellungsherd im II. Stadium bei *a*. Proliferation der Glia im Marklager bei *b*. Nissl, 20:1

sich nicht mehr mit Sicherheit nachweisen. Zum Teil bemerkt man nur noch Zelltrümmer. Es besteht eine angedeutete Mikrogliaproliferation. Die Marklager beider Großhirnhemisphären zeigen mittelgradige Gliaproliferation, vorzugsweise von Mikro- und Astroglia. Die Purkinje-zellen sind z. T. geschrumpft und hyperchromatisch. Die Kerne lassen sich nicht mehr mit

Sicherheit darstellen, teilweise sind sie zerfallen. Man bemerkt auch Zellausfall. Proliferation von Glia in der Molekularschicht, weniger ausgeprägt in den Markstrahlen. Proliferation von Mikro- und Astroglia im Kleinhirnmarklager, vor allem in seinen Kerngebieten.

Zusammenfassung. Fleckförmiger und pseudolaminärer Ausfall von Nervenzellen in der Rinde beider Hemisphären. Geringe Mikrogliaproliferation. Proliferation der Glia in beiden Großhirnmarklagern. Kreislaufbedingte Veränderungen im Kleinhirn, vor allem an den

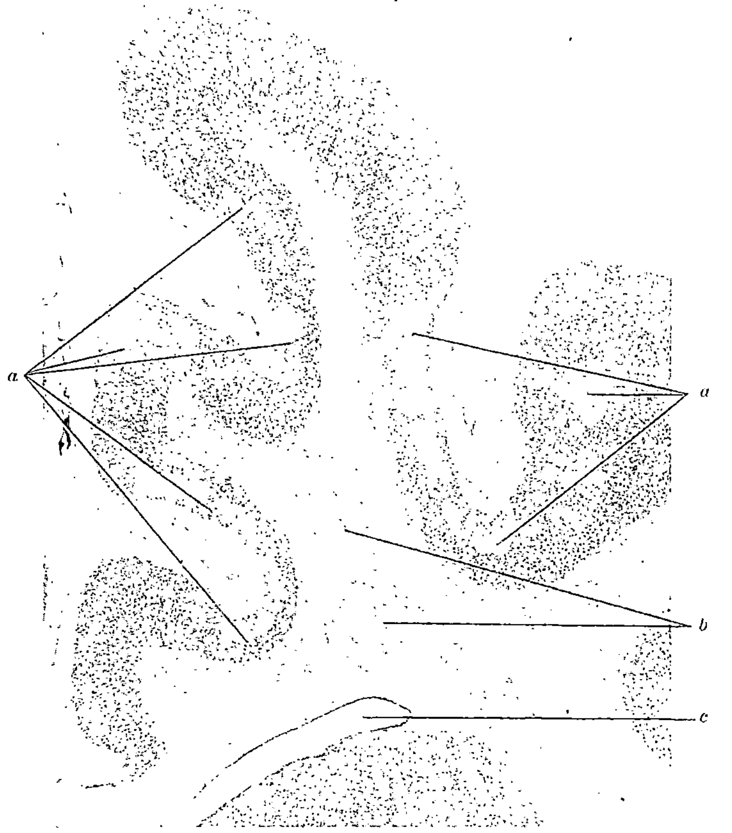

Abb. 31. D 16 Katze. Großhirn. Bei *a* ausgedehnte fleckförmige und pseudolaminäre elektive Parenchymnekrosen in der Großhirnrinde. Im Großhirnmarklager, vor allem bei *b*, Gliaproliferation, besonders der Astroglia. Bei *c* Seitenventrikel. Nissl, 5:1

Purkinjezellen. Gliaproliferationen im Kleinhirnmarklager, in der Molekularschicht und in den Markstrahlen.

D 16 Katze. 68malige Gewalteinwirkung von 2,0 atü (12,2 m/sec) in 222 Tagen.
Überlebenszeit: 282 Tage,
Bewußtlosigkeit: 46mal, Gesamtdauer der Bewußtlosigkeit: 2 Std 46 min 23 sec,
Benommenheit: achtmal,
Krampfen: zweimal, Gesamtdauer des Krampfens: 30 sec.

Es werden 68 Versuche mit einer Geschwindigkeit von 12,2 m/sec in 222 Tagen durchgeführt. Das klinische Bild war mit zunehmender Versuchsdauer gekennzeichnet durch spastisch-ataktische Gangstörungen mit Neigung zu häufigem Hinstürzen und wälzenden Bewegungen um die Körperachse (Abb. 29).

Pathomorphologischer Befund. An den Windungskuppen beider Großhirnhemisphären Rindenprellungsherde im II. bis III. Stadium (Abb. 30), ebenso auf den Windungskuppen am rechten Temporalpol und im Bereich der lateralen Temporalwindungen, die bis in das subcorticale Marklager reichen. In lateralen Anteilen der Brückenhaube rechts etwa stecknadelkopfgroße Blutung. In der Großhirnrinde sieht man ausgedehnte fleckförmige und pseudolaminäre elektive Parenchymnekrosen sowohl an den Windungskuppen als auch in den Windungstälern. Hier besteht Proliferation von Mikroglia. Die Veränderungen reichen von frontal bis occipital und sind auf der rechten Seite stärker ausgeprägt. In beiden Großhirnmarklagern sieht man erhebliche Proliferation von Makro- und Mikroglia mit vielen symplasmatischen gliösen Zellverbänden (Abb. 31 u. 32).

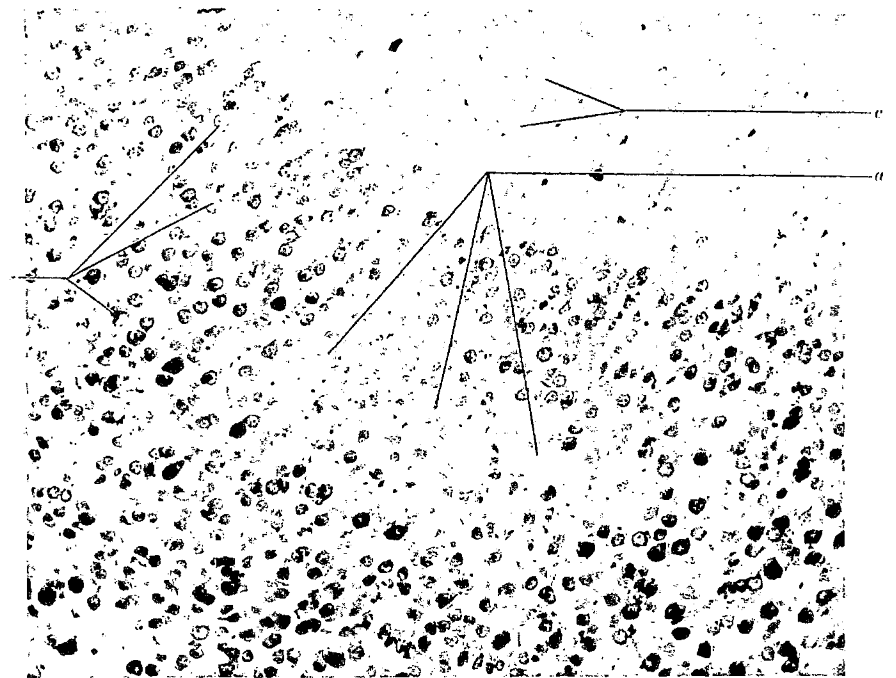

Abb. 32. D 16 Katze. Großhirn. Fleckförmige elektive Parenchymnekrose im oberen Abschnitt der Großhirnrinde mit Mikrogliaproliferation bei *a*. Zahlreiche Nervenzellen mit geblähten Kernen und an den Rand gerückten Kernkörperchen bei *b*. Mikrogliaproliferation in der Molekularschicht bei *c*. Nissl, 80:1

Im Ammonshornband ist beiderseits fleckförmiger Nervenzellausfall im Sommerschen Sektor und im dorsalen resistenten Bandanteil nachweisbar, mit erheblicher Proliferation von Mikroglia. Im Mittelhirnbereich ist in lateralen Anteilen der Haube eine alte Blutung zu sehen. Im Gesamtbereich des Mittelhirns besteht mittelgradige Proliferation von Mikro- und Astroglia.

Die Körnerzellschicht des Kleinhirns ist weitgehend reduziert. Purkinjezellen sind kaum noch erkennbar. Die wenigen noch vorhandenen Purkinjezellen sind hochgradig verändert, geschrumpft, ohne erkennbaren Kern. Stellenweise ist festzustellen, daß sie völlig zerfallen sind. In diesem Bereich ist die Bergmannsche Glia erheblich proliferiert. Weitere Gliaproliferation in der Molekularschicht, den Markstrahlen und dem gesamten Kleinhirnmarklager sowie im Bereich der Pyramidenvorder- und -seitenstrangbahnen.

Zusammenfassung. Alte Rindenprellungsherde im II. bis III. Stadium. Fleckförmige und pseudolaminäre elektive Parenchymnekrosen, von frontal bis occipital reichend, halbseitenbetont. Alter Blutungsherd in der Mittelhirnhaube mit Gliaproliferation im gesamten Bereich. Gliaproliferation in beiden Marklagern der Großhirnhemisphären. Nervenzellausfall im Ammonshornband im Bereich von h_2 und h_3. Deutliche sekundäre pathomorphologische Alterationen im Kleinhirn. Gliaproliferationen in den Pyramidenvorder- und -seitensträngen.

Besprechung der Ergebnisse

An neun Katzen (D 21, 28, 38, 29, 15, 39, 26, 24 und 16) erfolgte die stumpfe Gewalteinwirkung auf den Schädel mit der *Geschwindigkeit von 12,2 m/sec bzw. 44,0 km/Std* entsprechend einer *Beschleunigung von 440 g*. Drei Versuchstiere überlebten nur kurz, sie kamen spontan ad exitum.

D 21 kam 11 min nach der ersten Gewalteinwirkung trotz künstlicher Beatmung infolge Atemstillstandes ad exitum; D 38 wurde am 15. Tag (nach sechs Versuchen in 14 Tagen) tot aufgefunden; D 29 wurde am 69. Tag (nach acht Versuchen in 58 Tagen) tot aufgefunden.

Pathomorphologischer Befund. Bei den drei spontan verstorbenen Katzen D 21, 38 und 29 lagen primäre traumatische Alterationen vor; bei Katze D 21 multiple Blutungen in der Medulla oblongata und in der Cervicalregion, bei D 38 und D 29 tiefreichende Substanzdefekte im Kleinhirn, bei D 29 auch an der Basis der Brücke.

Von den übrigen sechs Versuchstieren dieser Gruppe zeigten zwei keine primären pathomorphologischen Veränderungen, obgleich sie lange im Versuch waren. Die restlichen vier Tiere boten subarachnoideale und subdurale Blutungen, Rindenprellungsherde in Groß- und Kleinhirn sowie intracerebrale Blutungen; teils waren die erweiterten Seitenventrikel in Richtung zu den Defekten ausgezogen. In der Umgebung der Rindenprellungsherde im Kleinhirn waren die Körnerzellen reduziert mit Proliferation der Glia in der Molekularschicht und in den Markstrahlen. Außerdem bestanden sekundäre pathomorphologische Veränderungen, wie herdförmige und pseudolaminäre elektive Parenchymnekrosen, Nervenzellausfall im Ammonshorn, im Kleinhirn Ausfall von Purkinjezellen, Proliferation der Bergmannschen Glia.

Die auf- und absteigenden Bahnsysteme zeigten Gliaproliferation, die oft diffus war und ohne Bezug zu bestimmten Projektionssystemen. Im ganzen glichen die pathomorphologischen Veränderungen dieser Gruppe denen der vorhergehenden; sie waren jedoch ausgeprägter.

Bei der Katze D 28 trat nach wiederholter stumpfer Gewalteinwirkung auf den Schädel Tremor des Kopfes auf.

18 Tage nach der ersten Gewalteinwirkung — eine zweite war am 9. Tag vorgenommen worden — trat ein konstanter grobschlägiger Tremor des Kopfes auf. Nach weiteren drei Experimenten (zusammen also fünf) wurde die Katze aus dem Versuch genommen. Der Tremor verstärkte sich in der Folgezeit und griff auf Hals und Rumpf über. Das Tier war nur durch mechanische Reize zu kurzem geducktem Laufen zu bringen und lag im übrigen fast dauernd.

Außer tiefreichenden Gewebedefekten an der Gegenseite der Gewalteinwirkung im Großhirn lag Nervenzellausfall im Ammonshornbereich vor, besonders im Sommerschen Sektor, weniger ausgeprägt im dorsalen resistenten Bandanteil und nur angedeutet in h_3. Sehr tiefreichende primäre Alterationen bestanden am Kleinhirn (Abb. 33). Die Körnerzellschicht war fast vollständig ausgefallen, nur die erheblich proliferierte Bergmannsche Glia hob sich saumartig ab. Die Purkinjezellen waren vielfach ausgefallen, restierende waren geschrumpft, vacuolig, mit stacheligen hyperchromatischen Ausläufern. In der Molekularschicht und in den Markstrahlen war die Glia proliferiert, ebenso im Kleinhirnmarklager. Der grobschlägige Tremor scheint u. E. Folge der ausgedehnten pathomorphologischen Veränderungen im Kleinhirn zu sein.

Verhalten der Versuchstiere. Ein Drittel der Versuchstiere dieser Gruppe kam nach kurzer Versuchsdauer infolge schwerer primärer pathomorphologischer Alterationen spontan ad exitum. Die übrigen Tiere zeigten während der längeren Versuchsdauer Bewußtseinsstörungen (Bewußtlosigkeit und Benommenheit) in folgendem Verhältnis:

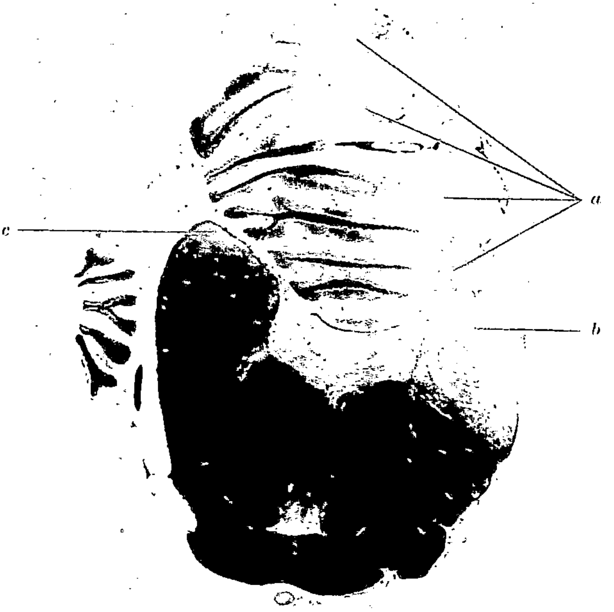

Abb. 33. D 28 Katze. Kleinhirn. Fast vollständiger Ausfall des Kleinhirngewebes im Wurm bei a. Ausgedehnte Schädigung der vorderen Vierhügelplatte der einen Seite bei b, leichte Schädigung der anderen Seite bei c. Markscheidenfärbung, 5:1

bei D 29 nach 7 von 8 Gewalteinwirkungen = 87,5%
bei D 15 nach 18 von 19 Gewalteinwirkungen = 94,7%
bei D 39 nach 16 von 22 Gewalteinwirkungen = 72,7%
bei D 26 nach 25 von 39 Gewalteinwirkungen = 64,1%
bei D 24 nach 13 von 40 Gewalteinwirkungen = 32,5%
bei D 16 nach 54 von 68 Gewalteinwirkungen = 79,4%

Die Dauer der Bewußtlosigkeit in der ersten Hälfte des Versuches verhält sich zur zweiten Hälfte bei D 15 wie 0,9:1, bei D 39 wie 2,2:1, bei D 26 wie 2,3:1, bei D 24 wie 20:1, bei D 16 wie 11:1. Die Katzen D 39, 26, 24 und 16 zeigten in der zweiten Hälfte der Serie also erheblich kürzere Bewußtlosigkeiten, mit Ausnahme von D 15, bei der kein wesentlicher Unterschied bestand. Nach 14 von 208 Gewalteinwirkungen (15%) traten Krämpfe auf. Die Katzen krampften in der ersten Versuchshälfte in 64%, in der zweiten nur in 36% der Experimente. Ähnlich wie die Dauer der Bewußtlosigkeit nimmt auch die Zahl der Krämpfe während einer längeren Versuchsreihe ab. Paresen waren nur selten zu beobachten, sie waren flüchtig und bestanden nur an den Vorderläufen. Die Katzen D 26, 24 und 16, an denen die längsten Serien wiederholter stumpfer Gewalteinwirkung vorgenommen worden waren, zeigten in zunehmendem Maße spastisch-ataktischen Gang, mit deutlichem Schwanken, Unsicherheit und überschießenden Bewegungen. Die Cornealreflexe fehlten häufig, sie ließen sich andererseits trotz minutenlanger Bewußtlosigkeit und sogar bei Atemstillstand und künstlicher Beatmung sicher auslösen.

f) Stumpfe Gewalteinwirkung auf den Schädel von Katzen mit einer Geschwindigkeit von 13,6 m/sec, entsprechend einer Beschleunigung von 525 g

Intensität der einwirkenden Gewalt	Nummer des V.-T.	Gesamtzahl der Gewalteinwirkungen	Durchgeführt in Tagen	Überlebenszeit ab erster Gewalteinwirkung	letzter	Tiere, die spontan ad exitum kamen
2,5 atü =	D 20	1	—	6 min	—	spontan
13,6 m/sec =	D 41	4	6	14 Tage	8 Tage	spontan
49,0 km/Std =	D 19	7	43	43 Tage	30 min	spontan
525 g	D 23	41	121	150 Tage	29 Tage	—
mit einer Geschwindigkeit von 15,0 m/sec						
3,0 atü =						
15,0 km/sec =	D 40	4	8	12 Tage	4 Tage	spontan
54,0 km/Std						
mit einer Geschwindigkeit von 16,1 m/sec						
3,5 atü =	D 18	2	10	10½ Tage	10 Std	spontan
16,1 m/sec =	D 58	2	5	18 Tage	13 Tage	—
58,0 km/Std						
mit einer Geschwindigkeit von 17,2 m/sec						
4,0 atü =	D 59	1	—	2 min 30 sec	—	spontan
17,2 m/sec =	D 48	1	—	3 min	—	spontan
62,0 km/Std	D 56	1	—	4 min 30 sec	—	spontan
	D 17	1	—	8 min 30 sec	—	spontan
mit einer Geschwindigkeit von 18,3 m/sec						
4,5 atü =	D 60	1	—	3 min 30 sec	—	spontan
18,3 m/sec =	D 57	1	—	4 min 20 sec	—	spontan
66,0 km/Std						

D 20 Katze. Einmalige Gewalteinwirkung von 2,5 atü (13,6 m/sec).
Überlebenszeit: 6 min,
Bewußtlosigkeit: einmal, Gesamtdauer der Bewußtlosigkeit: 6 min,
Benommenheit: ∅
Krampfen: ∅
Nach der Gewalteinwirkung mit einer Geschwindigkeit von 13,6 m/sec tritt sofortige Bewußtlosigkeit ein mit nach rechts gerichtetem Nystagmus. Das Versuchstier kommt nach 6 min ad exitum. Der Tod des Tieres ist durch punktförmige, zum Teil miteinander konfluierende Blutungen in der Medulla oblongata eingetreten.

Pathomorphologischer Befund. In der Großhirnrinde — links frontal — sowie in der Kleinhirnrinde sieht man multiple oberflächliche frische Blutungen. Außerdem sind in caudalen Abschnitten der Medulla oblongata und in oberen Anteilen des Cervicalmarks frischere kleinere umschriebene Blutungen in der weißen und grauen Substanz nachweisbar.

D 41 Katze. Viermalige Gewalteinwirkung von 2,5 atü (13,6 m/sec) in zweitägigen Abständen in 6 Tagen.

Überlebenszeit: 14 Tage,
Bewußtlosigkeit: zweimal, Gesamtdauer der Bewußtlosigkeit: 9 min 45 sec,
Benommenheit: ∅
Krampfen: einmal, Gesamtdauer des Krampfens: 10 sec.

Die Experimente werden mit einer Geschwindigkeit von 13, 6 m/sec in zweitägigen Abständen durchgeführt. Es werden vier Versuche in 6 Tagen vorgenommen. Am 14. Tag nach dem ersten Versuch und 8 Tage nach dem letzten wird das Versuchstier tot aufgefunden. Nach den ersten beiden Experimenten liegt keine Bewußtlosigkeit vor, jedoch besteht nach der dritten und vierten Gewalteinwirkung Bewußtlosigkeit von 1 min 20 sec und 8 min 25 sec.

Pathomorphologischer Befund. Sichere pathomorphologische Alterationen sind nicht nachweisbar, abgesehen von Ausfall von Purkinjezellen und reduzierter Körnerzellschicht im Kleinhirn.

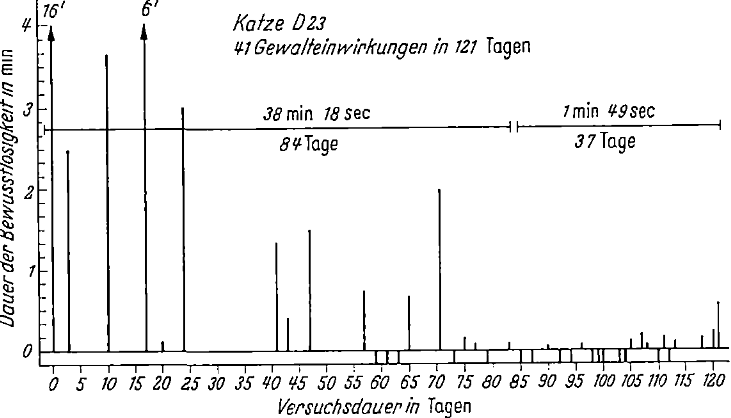

Abb. 34. D 23 Katze. Gewalteinwirkung mit 13,6 m/sec. Aufzeichnung der Dauer der Bewußtlosigkeit ergibt: Verlaufsform vom Adaptationstyp

D 19 Katze. Siebenmalige Gewalteinwirkung von 2,5 atü (13,6 m/sec) in 43 Tagen.
Überlebenszeit: 43 Tage,
Bewußtlosigkeit: sechsmal, Gesamtdauer der Bewußtlosigkeit: 83 min 10 sec,
Benommenheit: ∅
Krampfen: ∅

Die Versuche mit einer Geschwindigkeit von 13,6 m/sec werden in einem Zeitraum von 43 Tagen siebenmal durchgeführt; abgesehen von dem vierten Experiment besteht jedesmal Bewußtlosigkeit. Die Dauer der Bewußtlosigkeit nimmt mit der Zahl der Versuche eindeutig zu. Während sie nach dem ersten nur 10 sec beträgt, dauert sie nach dem letzten 30 min. Nach der zweiten und fünften Gewalteinwirkung, die zu einer 3 bzw. 9 min anhaltenden Bewußtlosigkeit führten, sind die Cornealreflexe beiderseits auslösbar. Nach dem siebenten Experiment sind die Cornealreflexe beiderseits negativ. Wegen Atemstillstandes muß künstlich beatmet werden; dabei entstehen Automativbewegungen. Die Spontanatmung setzt nicht wieder ein. Nach 30 min haben die schwächer werdenden Herzaktionen aufgehört.

Pathomorphologischer Befund. An der Konvexität beider Großhirnhemisphären und an der Unterfläche des rechten Temporallappens sieht man frischere, tiefreichende Rindenprellungsherde. Außerdem liegen — vor allem im Marklager — umschriebene Nekrosen vor. Man sieht hier Fettkörnchenzellen und beginnende Gefäßproliferationen. Im Bereich des Kleinhirns besteht mäßiger Ausfall von Purkinjezellen mit mittelgradiger Proliferation der Bergmannschen Glia.

D 23 Katze. 41malige Gewalteinwirkung von 2,5 atü (13,6 m/sec) in 121 Tagen.
Überlebenszeit: 150 Tage,
Bewußtlosigkeit: 25mal, Gesamtdauer der Bewußtlosigkeit: 40 min 7 sec,

Benommenheit: dreimal,
Krampfen: einmal, Gesamtdauer des Krampfens: 8 sec.

Es werden 41 Versuche mit einer Geschwindigkeit von 13,6 m/sec in 121 Tagen durchgeführt (Abb. 34).

Pathomorphologischer Befund. In den Großhirnhemisphären finden sich tiefreichende Rindenprellungsherde im II. bis III. Stadium. An einigen Stellen der Rinde liegen kleinere fleckförmige Erbleichungen vor mit beginnender Gliaproliferation. Vor allem an den lateral gelegenen Windungskuppen der Läppchen des Kleinhirnwurms sind die Purkinjezellen weitgehend ausgefallen. Gleichzeitig besteht erhebliche Proliferation der Bergmannschen Glia. In der Molekularschicht ist die Glia mäßig und in den Markstrahlen nur angedeutet proliferiert. In den Pyramidenbahnarealen sieht man ausgedehnte Mikro- und Astrogliaproliferationen. (Vgl. Abb. 58 u. 59, S. 92).

Zusammenfassung. Tiefreichende Rindenprellungsherde im II. bis III. Stadium in den Großhirnhemisphären. Kleinere fleckförmige elektive Parenchymnekrosen mit geringfügiger Mikrogliaproliferation. Proliferation von Astro- und Mikroglia im Bereich der Großhirnmarklager beiderseits. Untergang von Purkinjezellen und Proliferation von Bergmannscher Glia, von Glia in der Molekularschicht und in den Markstrahlen. Astro- und Mikrogliaproliferation im Bereich der Pyramidenbahnen.

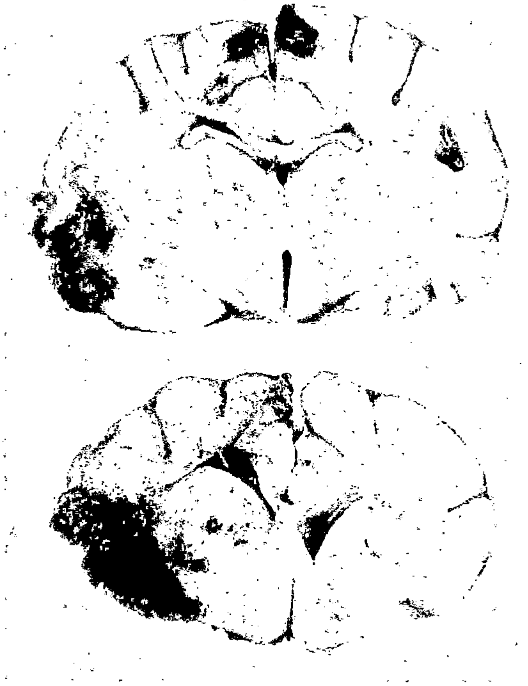

D 40 Katze. Viermalige Gewalteinwirkung von 3,0 atü (15,0 m/sec) in meist zweitägigen Abständen in 8 Tagen.

Überlebenszeit: 12 Tage,

Bewußtlosigkeit: viermal, Gesamtdauer der Bewußtlosigkeit: 39 min,

Benommenheit: ∅

Krampfen: einmal, Gesamtdauer des Krampfens: 30 sec.

Abb. 35. D 40 Katze. Frontalschnitte durch das Großhirn. Ausgedehnte Rindenprellungsherde, hämorrhagische Nekrosen und intracerebrale Blutungen. Erweitertes, seitendifferentes Ventrikelsystem

Die Experimente werden mit einer Geschwindigkeit von 15,0 m/sec in zunächst zweitägigen, dann viertägigen Abständen vorgenommen. Insgesamt werden vier Versuche in einem Zeitraum von 8 Tagen durchgeführt. Das Tier wird 12 Tage nach dem ersten Versuch tot aufgefunden.

Pathomorphologischer Befund (Abb. 35—39). Über beiden Großhirnhemisphären finden sich flächenhafte subarachnoideale Blutungen. Im Parietalbereich — nahe der Mantelkante — liegen Rindenprellungsherde im I. bis II. Stadium vor. Die erheblichen Blutungen reichen straßen- und keilförmig bis in das darunterliegende subcorticale Marklager. Die Umgebung — vor allem der größeren Blutungen — ist nekrotisch. Von der Peripherie her wandern massenhaft Fettkörnchenzellen ein; beginnende Gefäßproliferation. In lateralen Teilen der Parieto-Temporalregion bemerkt man fleckförmige Rindenerbleichungen, die stellenweise miteinander konfluieren und lediglich die Molekularschicht und die dem Marklager zugewandten Rindenschichten freigelassen haben. In diesem Bereich Mikro- und Makrogliazellwucherung. Mehrere

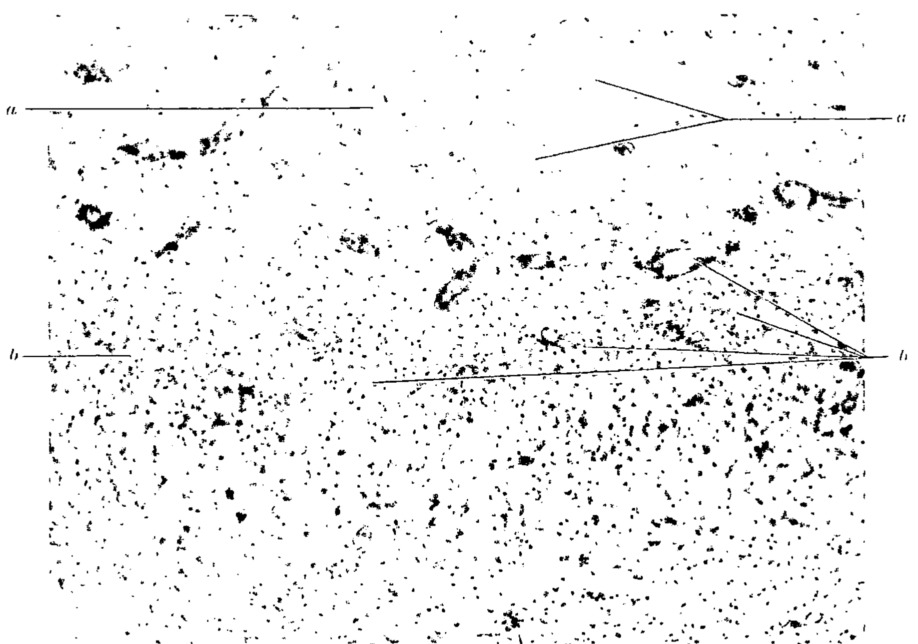

Abb. 36. D 40 Katze. Großhirn. Traumatische Nekrose einer Windungskuppe bei *a*, weniger ausgeprägt auch an der Nachbarkuppe bei *b*. Gefäßproliferation am Rand der Herde bei *c*. Nissl, 20:1

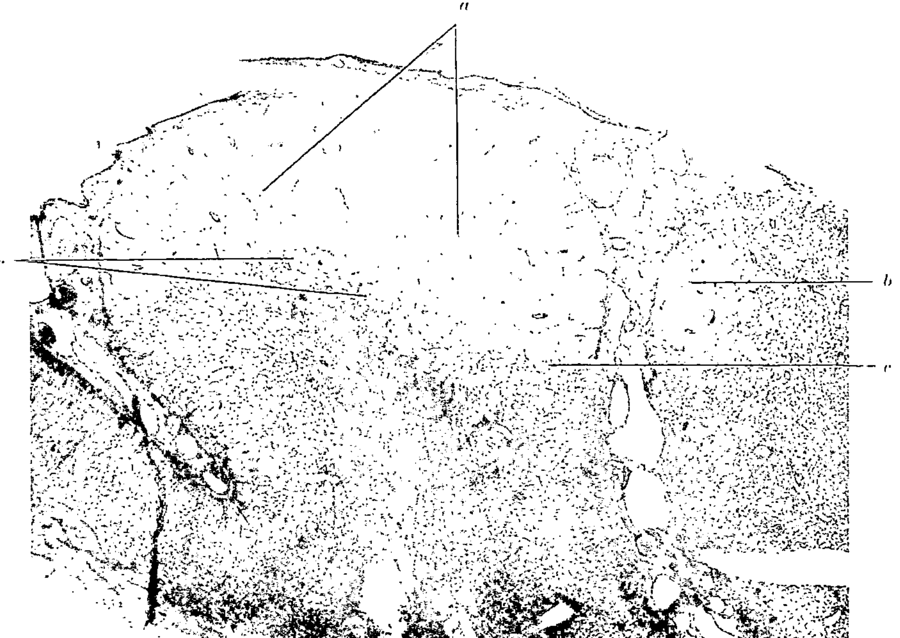

Abb. 37. D 40 Katze. Großhirn. Nekrotische Zone am oberen Bildrand bei *a*. In der Grenzzone besonders reichlich Gefäßproliferation und Fettkörnchenzellbildung bei *b*. Nissl, 80:1

Abb. 38. D 40 Katze. Großhirn. Ausgedehnter Nervenzelluntergang in der Rinde. Verwerfung der Rindenschichten. Ausgeprägte Astro- und Mikrogliaproliferation. Stark erweiterte Gefäße. Nissl, 80:1

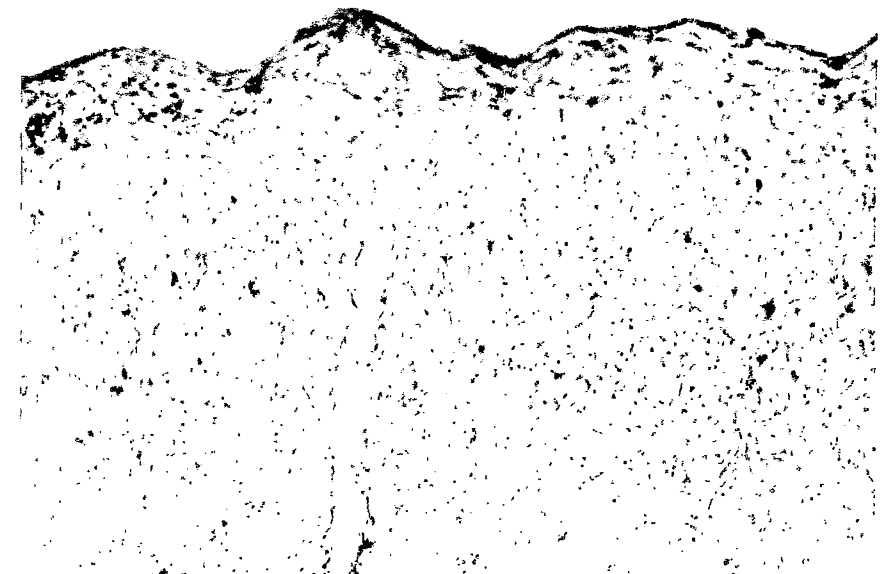

Abb. 39. D 40 Katze. Großhirn. Rindental. Untergang von Nervenzellen. Gliaproliferation. Einsprossen von Gefäßen. Nissl, 80:1

Windungen im parieto-temporalen Bereich sind total nekrotisch und gegen das Marklager durch einen breiten Saum einwandernder Fettkörnchenzellen abgesetzt. Im Marklager starke Gliaproliferation. Daneben sieht man umschriebene Erweichungen, in denen sich Massen von Fettkörnchenzellen befinden. Im Ammonshornbereich einer Seite liegt im Endblatt (h_3) Ausfall von Nervenzellen vor, an deren Stelle sich vorzugsweise eine Mikrogliaproliferation und weniger ausgeprägt auch eine Astrogliaproliferation findet. Diese Veränderungen reichen noch in den sog. dorsalen resistenten Bandanteil (h_2) hinein.

Das Ventrikelsystem ist erheblich erweitert, zum Teil spitzwinkelig in Richtung auf die Blutungen und Defekte hin ausgezogen. Im Kleinhirn sieht man einen mittelgradigen Ausfall von Purkinjezellen mit andeutungsweiser Proliferation der Bergmannschen Glia. Beginnende Gliaproliferation in den Pyramidenbahnarealen. (Vgl. auch Abb. 66 u. 67, S. 97).

Zusammenfassung. Ausgedehnte Rindenprellungsherde im I. bis II. Stadium in mantelkantennahen Teilen der Frontal- und Parietalregion mit umgebender Nekrose. Beginnende Einwanderung von Fettkörnchenzellen. In Rinde und Mark totale und elektive Nekrosen. Proliferation von Makro- und Mikroglia. Erweiterung des Ventrikelsystems mit spitzwinkeliger Ausziehung in Richtung auf die Blutungen und Defekte hin. Gliaproliferationen im Bereich der Pyramidenbahnareale.

D 18 Katze. Zweimalige Gewalteinwirkung mit 3,5 atü (16,1 m/sec) in zehntägigem Abstand.
Überlebenszeit: 10½ Tage,
Bewußtlosigkeit: zweimal, Gesamtdauer der Bewußtlosigkeit: 18 min
Benommenheit: ∅
Krampfen: ∅
Es werden zwei Versuche mit einer Geschwindigkeit von 16,1 m/sec in zehntägigem Abstand vorgenommen. Nach dem ersten Versuch ist das Tier sofort bewußtlos. Es wird Nystagmus nachgewiesen. Nach 12 min hebt das Versuchstier den Kopf, nach 5 Std setzt es sich auf. Der rechte Vorderlauf ist paretisch. Nach der zweiten Gewalteinwirkung tritt sofort Bewußtlosigkeit ein und Blutung aus der Nase. Eine zunächst vorhandene Pupillendifferenz zugunsten von rechts gleicht sich nach 3 min 15 sec fast vollständig aus, nach 6 min Kopfheben; später legt sich das Tier wieder und kommt nach 10 Std ad exitum.

Pathomorphologischer Befund. Die Dura ist über beiden Großhirnhemisphären fest mit den weichen Häuten verklebt und läßt sich nicht lösen. Der Kleinhirnwurm und besonders die rechte Kleinhirnhemisphäre zeigen Rindenprellungsherde. An der Basis von Großhirn, Brücke und Medulla oblongata finden sich flächenhafte Substanzdefekte mit Blutungen.

Über beiden Großhirnhemisphären und im Kleinhirn besteht ein subarachnoidealer Blutfilm. In beiden Großhirnhemisphären sind Rindenprellungsherde im I. bis II. Stadium nachweisbar. Daneben liegen mantelkantennahe in der Parietalregion Lacerationen des Hirngewebes vor. Außerdem finden sich multiple Blutungen in Rinde und Mark beider Hemisphären in sämtlichen Abschnitten.

In der Umgebung der Blutungen ist das Gewebe nekrotisch; es liegen ausgedehnte, teils fleckförmige, teils pseudolaminäre Rindenerbleichungen vor. Stellenweise sind ganze Rindenanteile ausgefallen. Man bemerkt hier erhebliche Mikro- und Astrogliaproliferation. Im Marklager finden sich verschiedentlich Erweichungen und massenhaft Fettkörnchenzellen.

Einbruch von Blutungen in das Ventrikelsystem. Außerdem liegen in beiden Seitenventrikeln, im III. und IV. Ventrikel, die sämtlich mit geronnenen Blutmassen tamponiert sind, noch Blutungen aus Gefäßen des Ventrikelplexus vor. Die Nervenzellen in der gesamten Großhirnrinde zeigen ischämische Zellveränderungen. Das Cytoplasma erscheint fein bestäubt. Nisslsubstanz ist nicht mehr nachweisbar. Im Marklager ist das Grundgewebe aufgelockert. In der Brücke und in der Medulla oblongata bestehen multiple frische Blutungen. Im Kleinhirn sieht man einen mittelgradigen Ausfall von Purkinjezellen mit beginnender Proliferation der Bergmannschen Glia. Lichtung der Körnerzellschicht, vor allem an den Kuppen des Wurms (Abb. 40). Mäßige Proliferation in den Pyramidenbahnarealen.

D 58 Katze. Zweimalige Gewalteinwirkung von 3,5 atü (16,1 m/sec) in fünftägigem Abstand.
Überlebenszeit: 18 Tage,
Bewußtlosigkeit: zweimal, Gesamtdauer der Bewußtlosigkeit: 5 min 15 sec,
Benommenheit: ∅
Krampfen: einmal, Gesamtdauer des Krampfens: 20 sec.

Die Versuche werden mit einer Geschwindigkeit von 16,1 m/sec durchgeführt. Nach dem ersten Versuch tritt sofort Bewußtlosigkeit ein. Die Cornealreflexe sind beiderseits auslösbar. Nach 2 min 15 sec richtet sich das Versuchstier auf, es atmet forciert. Die zweite Gewalteinwirkung mit 16,1 m/sec am 5. Tage nach Versuchsbeginn erzeugt ebenfalls sofort Bewußtlosigkeit. Auch jetzt sind die Cornealreflexe beiderseits auslösbar. Es besteht ein schneller Nystagmus nach links. Nach 3 min richtet sich das Versuchstier auf, der Nystagmus besteht noch nach 10 min. Das Versuchstier wird am 18. Tag getötet.

Pathomorphologischer Befund. Bei feingeweblicher Untersuchung läßt sich kein auffälliger pathomorphologischer Befund nachweisen.

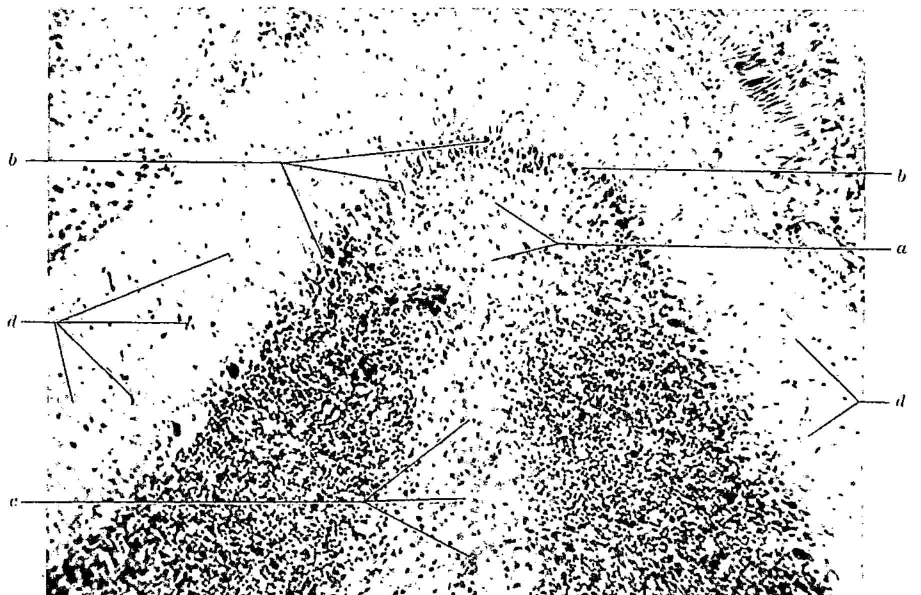

Abb. 40. D 18 Katze. Kleinhirn. Windungskuppe im Kleinhirnwurm. Vollständiger Ausfall der Körnerzellschicht bei *a*. Reihenweiser Ausfall der Purkinjezellen. Proliferation der Bergmannschen Glia bei *b*, von Astroglia in den Markstrahlen bei *c*, von Mikroglia in der Molekularschicht bei *d*. Nissl, 80:1

D 59 Katze. Einmalige Gewalteinwirkung von 4,0 atü (17,2 m/sec).
Überlebenszeit: 2 min 30 sec,
Bewußtlosigkeit: einmal, Gesamtdauer der Bewußtlosigkeit: 2 min 30 sec,
Benommenheit: ∅
Krampfen: einmal, Gesamtdauer des Krampfens: 10 sec.

Die Gewalteinwirkung mit einer Geschwindigkeit von 17,2 m/sec führt zu sofortiger Bewußtlosigkeit. Die Cornealreflexe sind beiderseits nicht auslösbar. Das Versuchstier krampft für 10 sec. Nach schwächer werdenden Herzaktionen setzt die Herztätigkeit nach 2 min 30 sec ganz aus. Das Versuchstier ist durch den Einbruch von Blutungen in das Ventrikelsystem, durch die Blutungen im Bereich der Medulla oblongata und der Cervicalregion ad exitum gekommen.

Pathomorphologischer Befund. Die Hirnwindungen sind verbreitert, abgeplattet, die Furchen verstrichen. An der Hirnbasis sieht man eine filmartige, braunrot verfärbte subarachnoideale Blutung. An den Dorsalflächen beider Kleinhirnhemisphären — weniger ausgeprägt auch am Kleinhirnwurm — finden sich flächenhafte subarachnoideale Blutungen. Die beiden spaltförmigen Seitenventrikel sind mit geronnenen Blutmassen gefüllt.
Über den Großhirnhemisphären finden sich — links ausgeprägter als rechts — massive subdurale Blutungen. In Rinde und Mark beider Großhirnhemisphären — links stärker als rechts — sieht man multiple frische Blutungen. Feinere frische Blutungen in unteren

Abschnitten der Medulla oblongata und im oberen Cervicalmark, sowohl in der weißen als auch in der grauen Substanz. Die Blutungen sind in das Ventrikelsystem eingebrochen; beide Seitenventrikel, der Aquaedukt und der III. und IV. Ventrikel sind mit geronnenen Blutmassen tamponiert.

Zusammenfassung. Frische intracerebrale Blutungen mit Einbruch in das Ventrikelsystem. Subdurale und subarachnoideale Blutungen.

D 48 Katze. Einmalige Gewalteinwirkung von 4,0 atü (17,2 m/sec).
Überlebenszeit: 3 min,
Bewußtlosigkeit: einmal, Gesamtdauer der Bewußtlosigkeit: 3 min,
Benommenheit: ∅
Krampfen: einmal, Gesamtdauer des Krampfens: 30 sec.
Die Gewalteinwirkung mit einer Geschwindigkeit von 17,2 m/sec führt zu sofortiger Bewußtlosigkeit. Die Cornealreflexe sind jedoch beiderseits auslösbar. Die rechte Pupille ist gegenüber der linken erweitert. Ante finem tritt für die Dauer von 30 sec Streckkrampf auf; das Versuchstier kommt 3 min später ad exitum.

Pathomorphologischer Befund. Über beiden Großhirnhemisphären liegen flächenhafte subarachnoideale Blutungen vor, die bis in die Windungstäler reichen. Sowohl in der Rinde als auch im Mark beider Großhirnhemisphären sieht man — in parietalen und temporalen Abschnitten am stärksten ausgeprägt — multiple frische Blutungen von Stecknadelkopf- bis Erbsgröße. Weiterhin finden sich multiple frische Blutungen in der Brücke, vor allem in der Haube, und in der gesamten Medulla oblongata. Die Blutungen sind in die Seitenventrikel, den III. Ventrikel, den Aquaedukt und in den IV. Ventrikel eingebrochen.

Zusammenfassung. Ausgedehnte flächenhafte subarachnoideale Blutungen. Multiple frische Blutungen in beiden Großhirnhemisphären sowohl in der Rinde als auch im Mark. Einbruch von Blutungen in das Ventrikelsystem.

D 56 Katze. Einmalige Gewalteinwirkung von 4,0 atü (17,2 m/sec).
Überlebenszeit: 4 min 30 sec,
Bewußtlosigkeit: einmal, Gesamtdauer der Bewußtlosigkeit: 4 min 30 sec,
Benommenheit: ∅
Krampfen: einmal, Gesamtdauer des Krampfens: 20 sec.
Die Gewalteinwirkung mit einer Geschwindigkeit von 17,2 m/sec führt zu sofortiger Bewußtlosigkeit. Die Cornealreflexe sind beiderseits nicht auslösbar. Es treten zweimal Streckkrämpfe auf. Das Versuchstier kommt nach Aussetzen der Herztätigkeit nach 4 min 30 sec ad exitum.

Pathomorphologischer Befund. Über beiden Hemisphären — links stärker ausgeprägt als rechts — finden sich subdurale Blutungen und über basalen Teilen beider Schläfenlappen flächenhafte subarachnoideale Bluteinlagerungen. Über dem Kleinhirnwurm und über beiden Kleinhirnhemisphären subdurale und subarachnoideale Blutungen.

Im Interhemisphärenspalt sowie zwischen Mittelhirn und Occipitalregion ausgedehnte Bluteinlagerungen. Im linken Occipitallappen sieht man flohstichartige, bis nadelkopfgroße Blutungen, ebenso linksseitig an der Brückenhaube. Diffuse feine Blutungen finden sich am Übergang zwischen der obersten Cervicalregion und der Medulla oblongata.

Zusammenfassung. Multiple frische punktförmige Blutungen im Parieto-Occipitalbereich und im Mittelhirn. Blutungen in den III. und IV. Ventrikel.

D 17 Katze. Einmalige Gewalteinwirkung von 4,0 atü (17,2 m/sec).
Überlebenszeit: 8 min 30 sec,
Bewußtlosigkeit: einmal, Gesamtdauer der Bewußtlosigkeit: 8 min 30 sec,
Benommenheit: ∅
Krampfen: einmal, Gesamtdauer des Krampfens: 50 sec.
Die Gewalteinwirkung mit einer Geschwindigkeit von 17,2 m/sec führt sofort zu Bewußtlosigkeit. Die Cornealreflexe lassen sich beiderseits auslösen. Nach einem 50 sec anhaltenden Krampf macht das Tier wischende Automativbewegungen. Wegen Atemstillstandes wird 8 min lang künstlich beatmet, nach weiteren 30 sec setzt das Herz nach schwächer werdenden Aktionen ganz aus. Das Calvarium zeigt in der Parieto-Occipitalregion klaffende Frakturen.

Pathomorphologischer Befund. Flächenhafte subarachnoideale Blutungen, vor allem über den Großhirnhemisphären, im Bereich der Mantelkante occipital am stärksten ausgeprägt. Linksseitig finden sich gleiche Veränderungen in occipitalen Teilen. Massive flächenhafte subarachnoideale Blutungen über beiden Kleinhirnhemisphären. Der Sulcus transversus ist mit geronnenen Blutmassen tamponiert. Beide Seitenventrikel und der III. und IV. Ventrikel sind mit geronnenen Blutmassen tamponiert. Die Falx cerebri zeigt beiderseits einen Blutfilm.

D 60 Katze. Einmalige Gewalteinwirkung von 4,5 atü (18,3 m/sec).
Überlebenszeit: 3 min 30 sec,
Bewußtlosigkeit: einmal, Gesamtdauer der Bewußtlosigkeit: 3 min 30 sec,
Benommenheit: ∅
Krampfen: einmal, Gesamtdauer des Krampfens: 15 sec.
Die Gewalteinwirkung mit einer Geschwindigkeit von 18,3 m/sec führt sofort zu Bewußtlosigkeit. Heftige Blutung aus dem Mund. Nach 3 min 30 sec setzt nach schwächer werdenden Aktionen die Herztätigkeit ganz aus. Es liegen ausgedehnte Frakturen der Schädelkalotte vor. Das Calvarium ist in das darunter liegende Hirngewebe eingedrückt.

Pathomorphologischer Befund. Über beiden Hemisphären — am ausgeprägtesten an der Mantelkante — sieht man subarachnoideale Blutungen, ebenso an der Basis im Bereich der Fissura cerebri lateralis, links ausgeprägter als rechts, und in seitlichen Anteilen der linken Schläfenregion. In Rinde und Mark beider Hemisphären finden sich multiple kleinere frische Blutungen. Ventrikelnahe Blutungen sind in das System eingebrochen. Daneben liegen aber noch ausgedehnte Blutungen aus Gefäßen des Ventrikelplexus vor. III. und IV. Ventrikel sind mit geronnenen Blutmassen tamponiert.
Das Kleinhirn — insbesondere die linke Kleinhirnhemisphäre — ist durch die von oben erfolgte Gewalteinwirkung mit Teilen der Brücke und der Medulla oblongata vom übrigen Hirnstamm getrennt und caudalwärts in den Bereich des Schlundes eingedrückt worden. Weitere frische multiple Blutungen finden sich im Mittelhirn, in der Brücke und in der Medulla oblongata.

Zusammenfassung. Ausgedehnte flächenhafte subarachnoideale Blutungen in Groß- und Kleinhirn. Multiple kleinere frische Blutungen in beiden Großhirnhemisphären in Rinde und Mark, im Mittelhirn, in der Brücke und in der Medulla oblongata. Einbruch von Blutungen in das Ventrikelsystem. Blutungen aus Gefäßen des Ventrikelplexus. Bluttamponade des III. und IV. Ventrikels.

D 57 Katze. Einmalige Gewalteinwirkung von 4,5 atü (18,3 m/sec).
Überlebenszeit: 4 min 20 sec,
Bewußtlosigkeit: einmal, Gesamtdauer der Bewußtlosigkeit: 4 min 20 sec,
Benommenheit: ∅
Krampfen: einmal, Gesamtdauer des Krampfens: 1 min.
Die Gewalteinwirkung mit einer Geschwindigkeit von 18,3 m/sec führt zu sofortiger Bewußtlosigkeit. Wegen Atemstillstandes wird künstliche Beatmung angewandt. Nach Schwächerwerden der Herzaktionen tritt nach 4 min 20 sec Herzstillstand ein.

Pathomorphologischer Befund. Beiderseits subdural bis zu 3 bis 4 mm dicke Blutungen. Über den Großhirnhemisphären, vor allem der linken, sieht man flächenhafte, braunschwarz verfärbte, subarachnoideale Bluteinlagerungen. Die linke Hemisphäre ist erheblich deformiert, in cranio-dorsaler Richtung zusammengedrückt, sie wird von der rechten um etwa 1 cm überragt. Massive flächenhafte subarachnoideale Blutungen finden sich an der Unterfläche beider Hemisphären, besonders der Fissura cerebri lateralis, und an der Basis von Brücke und Medulla oblongata. Über beiden Kleinhirnhemisphären und über dem Kleinhirnwurm finden sich gleichfalls flächenhafte, ausgedehnte Blutungen. Die linke Hemisphäre ist in cranio-dorsaler Richtung zusammengepreßt und erheblich deformiert. Das Ventrikelsystem ist spaltförmig. Linksseitige Anteile des Corpus callosum sind caudalwärts hinuntergedrückt.
Im Marklager des linken Frontallappens, im linken Nucleus caudatus, in den Stammganglien, im Mittelhirn sowie im Bereich von Brücke und Medulla oblongata liegen ausgedehnte, bis zu pfefferkorngroße braunschwarz verfärbte Blutungen vor.

Zusammenfassung. Flächenhafte subarachnoideale und subdurale Blutungen in Groß- und Kleinhirn. Erhebliche Lacerationen. Ausgedehnte frische multiple Blutungen in beiden

5*

Hemisphären, im Mittelhirn, in der Brücke, in der Medulla oblongata und im Cervicalbereich, in weißer und grauer Substanz. Einbruch von ventrikelnahen Blutungen in das Kammersystem. Blutungen aus Gefäßen des Ventrikelplexus.

Besprechung der Ergebnisse

Die Versuchstiere der folgenden Gruppen, welche die stumpfe Gewalteinwirkung auf den Schädel mit einer Geschwindigkeit von 13,6 m/sec bzw. 49,0 km/Std bis 18,3 m/sec bzw. 66,0 km/Std empfingen, werden gemeinsam besprochen, da die Intensität der einwirkenden Gewalt so groß war, daß die Tiere nur wenige Experimente überlebten. Die höheren Intensitäten konnten in ihren Folgen von den Versuchstieren nicht überlebt werden. Die Versuche galten in erster Linie der Frage, welche Intensitäten das Tier bei stumpfer Gewalteinwirkung noch überlebt.

An vier Katzen (D 20, 41, 19 und 23) erfolgte die Gewalteinwirkung mit der *Geschwindigkeit von 13,6 m/sec bzw. 49,0 km/Std*. Drei Tiere starben spontan: D 20 6 min nach dem ersten Versuch, D 41 wurde (nach vier Experimenten in 6 Tagen) 8 Tage nach dem letzten Versuch tot aufgefunden. D 19 war in 43 Tagen siebenmal im Versuch und starb 30 min nach dem letzten Experiment. Nur D 23 überlebte 41 Experimente in 121 Tagen; sie wurde am 150. Tag getötet.

Bewußtseinsstörungen (Bewußtlosigkeit und Benommenheit) bestanden bei D 41 nach zwei von vier Experimenten, bei D 19 nach sechs von sieben Versuchen und bei D 23 nach 28 von 41 Versuchen. Die Dauer der Bewußtlosigkeit konnte nur von D 23 aufgezeichnet werden. Sie betrug in der ersten Hälfte des Versuchs 38 min 18 sec und war in der zweiten Hälfte mit 1 min 49 sec erheblich kürzer.

Die Cornealreflexe waren auch bei dieser Intensität häufig negativ; sie ließen sich aber gelegentlich trotz längerer Bewußtlosigkeit sicher auslösen. Mit steigender Zahl der Versuche bildete sich ein spastisch ataktischer Gang heraus. Oft bestand Atemstillstand, der durch künstliche Beatmung behoben wurde. D 20 und D 19 kamen nach erfolglos behandeltem Atemstillstand durch Aussetzen der Herzfunktionen ad exitum.

Bei der Katze D 40 erfolgte die Gewalteinwirkung mit der *Geschwindigkeit von 15,0 m/sec bzw. 54,0 km/Std*. Die ersten drei Experimente wurden in zweitägigen Abständen, das vierte am 8. Tag durchgeführt, am 12. Tag wurde das Tier tot aufgefunden.

Die Dauer der Bewußtlosigkeit war bis zu 20 min lang. Nach der zweiten und vierten Gewalteinwirkung waren die Cornealreflexe beiderseits auslösbar, obwohl das Tier 20 bzw. 2 min lang bewußtlos war und einmal mehrere Minuten lang künstlich beatmet wurde. Nach der ersten Gewalteinwirkung krampfte das Tier.

An zwei Katzen (D 18 und 58) erfolgte die Gewalteinwirkung mit der *Geschwindigkeit von 16,1 m/sec bzw. 58,0 km/Std*. D 18 kam 6 min nach dem zweiten Experiment, das 10 Tage nach dem ersten vorgenommen wurde, ad exitum. D 58 wurde am 18. Tag nach Versuchsbeginn getötet, nach zwei Experimenten am 1. und 5. Versuchstag.

Nach jeder Gewalteinwirkung trat sofort Bewußtlosigkeit ein, einmal mit Krampfen. Bei D 58 waren trotz des schweren klinischen Bildes die Cornealreflexe immer auslösbar. Die Atemfrequenz nahm nach der ersten Gewalteinwirkung zunächst stark ab, stieg dann nach einigen Minuten auf 180/min. Gewalteinwirkung von dieser Intensität liegt im Grenzbereich dessen, was Katzen an stumpfer Gewalt zu überleben vermögen. Es besteht für die Tiere nur dann eine Chance, wenn zwischen den Experimenten traumafreie Intervalle von mehreren Tagen liegen.

An vier Katzen (D 59, D 48, D 56 und D 17) erfolgte die Gewalteinwirkung mit der *Geschwindigkeit von 17,2 m/sec bzw. 62,0 km/Std.*

Alle Katzen kamen nach dem ersten Experiment spontan ad exitum innerhalb von 2½ bis 8½ min. Zweimal waren die Cornealreflexe sofort negativ, zweimal ließen sie sich unmittelbar nach der Gewalteinwirkung auslösen. D 17 krampfte unmittelbar nach dem Versuch, die übrigen Tiere erst nach einigen Minuten ante finem. Die Katzen starben nach Atemstillstand, nachdem die Herzaktionen schwächer geworden waren.

Gewalteinwirkung mit den genannten Intensitäten wird von Katzen nicht überlebt; der Tod trat infolge schwerster primärer traumatischer Alterationen nach etwa 2 bis 8 min ein. Es lagen ausgedehnte Schädelbrüche vor, ein Teil der Versuchstiere erlitt offene Hirnverletzungen.

An zwei Katzen (D 60 und D 57) erfolgte die Gewalteinwirkung mit der *Geschwindigkeit von 18,3 m/sec bzw. 66,0 km/Std,* die zum Tod nach 3 min 30 sec und nach 4 min 20 sec führte. Ante finem krampften die Tiere.

Beide Katzen hatten ausgedehnte Schädelbrüche. Durch die Gewalt der einwirkenden Kraft waren die Schädelknochen tief in das darunterliegende Hirngewebe gedrückt worden. Das Hirngewebe wies sehr schwere Lacerationen auf, die Dura war breitflächig zerrissen: Es bestanden offene Hirnverletzungen.

g) Stumpfe Gewalteinwirkung auf den Schädel von Katzen aus Schlagrichtung 1 (von hinten) mit einer Geschwindigkeit von 13,6 und 15,0 m/sec

Intensität der einwirkenden Gewalt	Nummer des V.-T.	Gesamtzahl der Gewalteinwirkungen	Durchgeführt in Tagen	Überlebenzeit ab erster — letzter Gewalteinwirkung		Tiere, die spontan ad exitum kamen
2,5 atü = 13,6 m/sec = 49,0 km/Std = 525 g	D 53 D 52 D 51	1 1 1	— — —	3 min 3 min 30 sec 4 min 15 sec	— — —	spontan spontan spontan
3,0 atü = 15,0 m/sec = 54,0 km/Std	D 55 D 54	1 1	— —	4 min 5 sec 4 min 15 sec	— —	spontan spontan

D 53 Katze. Einmalige Gewalteinwirkung von 2,5 atü (13,6 m/sec) aus Schlagrichtung 1 (von hinten).

Überlebenszeit: 3 min,
Bewußtlosigkeit: einmal, Gesamtdauer der Bewußtlosigkeit: 3 min,
Benommenheit: ∅
Krampfen: einmal, Gesamtdauer des Krampfens: 15 sec.

Die Gewalteinwirkung wird mit einer Geschwindigkeit von 13,6 m/sec aus Stoßrichtung 1 vorgenommen. Das Tier ist sofort bewußtlos, es krampft 15 sec. Die Herzaktionen werden schwächer und setzen nach 3 min ganz aus.

Pathomorphologischer Befund. Zwischen der rechten Kleinhirnhemisphäre und der Medulla oblongata findet sich eine umschriebene subarachnoideale Blutung. Im Bereich der Vierhügelplatte und der Medulla oblongata sind frische Blutungen gelegen. Der Aquaedukt und der IV. Ventrikel sind mit geronnenen Blutmassen tamponiert.

Zusammenfassung. Multiple Blutungen im Bereich der Vierhügelplatte und der Medulla oblongata. Tamponade des Aquaeduktes und des IV. Ventrikels.

D 52 Katze. Einmalige Gewalteinwirkung von 2,5 atü (13,6 m/sec) aus Schlagrichtung 1 (von hinten).

Überlebenszeit: 3 min 30 sec,
Bewußtlosigkeit: einmal, Gesamtdauer der Bewußtlosigkeit: 3 min 30 sec,
Benommenheit: ∅
Krampfen: einmal, Gesamtdauer des Krampfens: 10 sec.

Die Gewalteinwirkung wird mit einer Geschwindigkeit von 13,6 m/sec aus Stoßrichtung 1 vorgenommen. Das Versuchstier ist sofort bewußtlos. Die Cornealreflexe sind beiderseits nicht auslösbar. Von 30 bis 40 sec Krampfen. Exitus nach 3 min 30 sec.

Pathomorphologischer Befund. Im Bereich der Medulla oblongata finden sich multiple frische Blutungen, in der grauen wie in der weißen Substanz.

D 51 Katze. Einmalige Gewalteinwirkung von 2,5 atü (13,6 m/sec) aus Schlagrichtung 1 (von hinten).

Überlebenszeit: 4 min 15 sec,
Bewußtlosigkeit: einmal, Gesamtdauer der Bewußtlosigkeit: 4 min,
Benommenheit: ∅
Krampfen: ∅

Die Gewalteinwirkung erfolgt mit einer Geschwindigkeit von 13,6 m/sec aus Stoßrichtung 1. Das Versuchstier ist sofort bewußtlos. Die Cornealreflexe sind nicht auslösbar. Wegen Atemstillstandes wird bis zur 4. min künstlich beatmet, ohne daß die Spontanatmung wieder einsetzt. Die schwächer gewordenen Herzaktionen setzen nach 4 min 15 sec völlig aus. Das Tier ist durch Einbruch von Blutungen in das Ventrikelsystem ad exitum gekommen. Das gesamte Ventrikelsystem ist mit geronnenen Blutmassen tamponiert.

Pathomorphologischer Befund. Die weichen Häute über beiden Hemisphären sind braungelb getrübt. In beiden Occipitalregionen und entlang der Mantelkante finden sich flächenhafte subarachnoideale Blutungen. Die Furchen über Kleinhirnwurm und Hemisphären sind mit geronnenen Blutmassen tamponiert. An der Basis finden sich ausgedehnte flächenhafte subarachnoideale Blutungen. Die Seitenventrikel, der III. Ventrikel, der Aquaedukt und der IV. Ventrikel sind mit geronnenen Blutmassen tamponiert. Über beiden Hemisphären finden sich punkt- bis stecknadelkopfgroße Blutungen, die teilweise konfluieren.

D 55 Katze. Einmalige Gewalteinwirkung von 3,0 atü (15,0 m/sec) aus Schlagrichtung 1 (von hinten).

Überlebenszeit: 4 min 5 sec,
Bewußtlosigkeit: einmal, Gesamtdauer der Bewußtlosigkeit: 2 min 15 sec,
Benommenheit: ∅
Krampfen: ∅

Die Gewalteinwirkung erfolgt mit einer Geschwindigkeit von 15,0 m/sec aus Stoßrichtung 1. Das Tier ist sofort bewußtlos. Es richtet sich nach 2 min 15 sec auf, legt sich später wieder. Es besteht ein ausgedehntes Hämatom unter der Kopfhaut extrakraniell im Parieto-Occipitalbereich.

Pathomorphologischer Befund. Über beiden Großhirnhemisphären sind primäre traumatische Alterationen nicht nachweisbar. Lediglich in den untersten Abschnitten der Medulla oblongata und des obersten Cervicalmarks sieht man vereinzelt kleinere frische Blutungen in der weißen wie in der grauen Substanz.

Zusammenfassung. Kleinere multiple frische Blutungen im Bereich der untersten Medulla oblongata und des obersten Cervicalmarkes in grauer und weißer Substanz.

D 54 Katze. Einmalige Gewalteinwirkung von 3,0 atü (15,0 m/sec) aus Schlagrichtung 1 (von hinten).

Überlebenszeit: 4 min 15 sec,
Bewußtlosigkeit: einmal, Gesamtdauer der Bewußtlosigkeit: 4 min 45 sec,
Benommenheit: ∅
Krampfen: einmal, Gesamtdauer des Krampfens: 1 min.

Die Gewalteinwirkung erfolgt mit einer Geschwindigkeit von 15,0 m/sec aus Stoßrichtung 1. Das Versuchstier ist sofort bewußtlos und krampft 1 min lang. Die Herzaktionen werden schwächer und setzen nach 4 min 15 sec ganz aus.

Pathomorphologischer Befund. Über beiden Großhirnhemisphären und über dem Kleinhirn finden sich flächenhafte subarachnoideale Blutungen. In der Medulla oblongata und im obersten Cervicalbereich liegen ebenfalls multiple frische Blutungen vor. Der III. Ventrikel, beide Seitenventrikel, der Aquaedukt und der IV. Ventrikel sind mit geronnenen Blutmassen tamponiert; offenbar stammen diese Blutungen aus Gefäßen des Ventrikelplexus.

Zusammenfassung. Ausgedehnte flächenhafte subarachnoideale Blutungen über den Großhirnhemisphären und dem Kleinhirn. Blutungen in beiden Seitenventrikeln, III. Ventrikel, Aquaedukt und IV. Ventrikel. Multiple frische Blutungen in der Medulla oblongata und im Kleinhirn.

Besprechung der Ergebnisse

Bei fünf Katzen (D 53, 52, 51, 55 und 54) erfolgte die Gewalteinwirkung von hinten, aus Schlagrichtung 1. Bei D 53, 52 und 51 betrug die auf den Schädel einwirkende Geschwindigkeit 13,6 m/sec bzw. 49,0 km/Std, bei D 55 und D 54 betrug sie 15,0 m/sec bzw. 54,0 km/Std. Wir beabsichtigen in dieser Arbeit nicht, die Wirkung abgestufter Gewalteinwirkung aus zwei Schlagrichtungen miteinander zu vergleichen, sondern wollen klären, welchen Einfluß die Richtung, aus der die Gewalt auf das Versuchstier einwirkt, auf das Überleben des Tieres hat.

Die drei Katzen D 53, 52 und 51 kamen nach 3 min bis 4 min 15 sec ad exitum; ebenso die Katzen D 55 und 54, bei denen die Gewalt mit 15,0 m/sec einwirkte, nach 4 min 5 sec bzw. 4 min 15 sec. Nach drei von fünf Experimenten krampften die Tiere, zweimal sofort, einmal nach 30 sec Intervall. Bei den Tieren wurden durchgehend multiple Blutungen in der Medulla oblongata und in der Cervicalregion mit Einbruch in die hinteren Abschnitte des Ventrikelsystems festgestellt.

Der Vergleich der Tiere, bei denen die Gewalteinwirkung zwar mit gleicher Intensität, aber aus verschiedener Schlagrichtung erfolgte, zeigt, daß bei Schlagrichtung 1 (von hinten) alle Tiere wenige Minuten nach dem ersten Experiment spontan ad exitum kamen, während bei Schlagrichtung 5 (von oben) vier von fünf Tieren selbst mehrere Versuche überlebten, D 40 sogar vier Experimente. Viermal trat der Tod spontan ein, jedoch nach vergleichsweise längerer Überlebenszeit. Während also die Gewalteinwirkung mit der Geschwindigkeit von 13,6 und 15,0 m/sec aus Schlagrichtung 1 nicht überlebt wird, tritt bei Schlagrichtung 5 der Tod erst nach Gewalteinwirkung von 17,2 m/sec Geschwindigkeit ein.

Die wenigen Versuche zeigen, daß außer der Intensität der einwirkenden Gewalt auch die Richtung, aus der sie erfolgt, eine wesentliche Rolle hinsichtlich Überlebenszeit, Lokalisation und Ausmaß der pathomorphologischen Veränderungen spielt. Dieser Befund erklärt sich aus den Gesetzen der Mechanik. Je kleiner nämlich der Durchmesser des Schädelinnenraumes in Stoßrichtung ist, desto größer muß die Beschleunigung sein, um an der der Gewalteinwirkung gegenüberliegenden Seite den kritischen Druck zu erzeugen.

Der Schädelinnenraum der Katze beträgt im sagittalen Durchmesser 5,0 cm und im vertikalen Durchmesser 2,5 cm; beim Kaninchen 5,0 cm und 2,0 cm.

Wenn bei Einwirken der stumpfen Gewalt aus Schlagrichtung 5 (von oben) die Beschleunigung bei einem Durchmesser des Schädelinnenraumes von 2,5 cm 800 g und bei einem Durchmesser von 2,0 cm 1000 g beträgt, muß bei Einwirken der stumpfen Gewalt aus Schlagrichtung 1 (von hinten) die entsprechende

Beschleunigung bei einem Durchmesser des Schädelinnenraumes von Katze und Kaninchen von 5,0 cm 400 g betragen. Die Relation von Durchmesser und Beschleunigung läßt sich nicht beliebig auf das Objekt übertragen, da bei weiterer Verkleinerung der Dimension die zur Erzeugung des kritischen Druckes notwendigen Kräfte so groß werden, daß erhebliche Deformierungen des Schädeldaches oder andere große Verletzungen auftreten, die dann den gesuchten Effekt überdecken.

3. Zusammenfassende Besprechung der pathomorphologischen Alterationen und des Verhaltens der Versuchstiere

In Vorversuchen wurde zunächst ermittelt, welche Geschwindigkeit die einwirkende stumpfe Gewalt haben mußte (bzw. welche Beschleunigung dem Schädel zu erteilen war), um bestimmte klinische Erscheinungen und pathomorphologische Alterationen zu erzeugen. Da das Ausmaß der primären pathomorphologischen Alterationen am Gehirn von Intensität, Richtung und Häufigkeit der einwirkenden stumpfen Gewalt abhängt, lag die Annahme nahe, daß diese Faktoren auch bei der Genese der sekundären kreislaufbedingten Alterationen eine Rolle spielen.

Erfolgte einmalige stumpfe Gewalteinwirkung mit einer Geschwindigkeit von 7,1 m/sec = 25,0 km/Std aus Stoßrichtung 5, dann wurden bei Katzen und Kaninchen noch keine pathomorphologischen Veränderungen festgestellt; das Verhalten der Tiere war unauffällig. Erst wenn die stumpfe Gewalt mit gleicher Geschwindigkeit gehäuft und unmittelbar hintereinander angewandt wurde, traten Bewußtseinsstörungen auf.

Bei Katze D 43 beispielsweise trat erst nach dem zehnten Experiment mit einer Geschwindigkeit von 7,1 m/sec in unmittelbarer Aufeinanderfolge eine Bewußtlosigkeit von 4 min 20 sec Dauer ein. Ähnlich verhielt sich die Katze D 36, die täglich fünf Experimenten hintereinander ausgesetzt war (insgesamt 55 Einzelexperimente) und nur nach gehäufter Gewalteinwirkung bewußtlos wurde. Die Dauer der Bewußtlosigkeit nahm mit der Zahl der Experimente zu.

Die Bedeutung der serienmäßigen Verabfolgung der Gewalt gegenüber dem Einzelexperiment wurde deutlich, als die Tiere nach *fünfmaliger, unmittelbar aufeinanderfolgender Gewalteinwirkung mit einer Geschwindigkeit von 7,1 m/sec* Paraparesen der Vorderläufe aufwiesen, die mehrere Stunden anhielten. Die Paraparesen der Vorderläufe können ohne gleichzeitige Bewußtlosigkeit auftreten. Bewußtlosigkeit wurde nur in wenigen Fällen beobachtet; sie trat stets erst nach gehäufter Gewalteinwirkung auf.

Wurden nicht mehr als fünf Experimente hintereinander mit der Geschwindigkeit von 7,1 m/sec ausgeführt, erwiesen sich die Paraparesen der Vorderläufe als reversibel; sie hielten jeweils einige Stunden an. Nach den Experimenten der folgenden Tage nahmen Häufigkeit und Dauer der Paresen ab, bis schließlich — bei gleichbleibender Intensität — keine Paresen mehr auftraten: es erfolgte eine Adaptation an die einwirkende Gewalt.

Wurden dagegen zehn Experimente mit der gleichen Intensität serienmäßig unmittelbar hintereinander verabfolgt, so blieben die Paraparesen der Vorderläufe wenigstens mehrere Tage bestehen; sie waren großenteils irreversibel. Die Lähmungen wurden deutlicher und zunehmend spastisch. Die Cornealreflexe waren bei diesen Intensitäten auch nach gehäuften Experimenten immer auslösbar.

Die Paraparesen der Vorderläufe erwiesen sich nach gehäuften Experimenten mit einer Geschwindigkeit von 7,5 m/sec bereits als irreversibel und waren nach zwei Versuchsserien *mit je zehnmaliger Gewalteinwirkung mit einer gesteigerten Geschwindigkeit von 8,3 m/sec an 2 aufeinanderfolgenden Tagen so schwer, daß die gehunfähigen Katzen aus dem Versuch genommen wurden.*

Die Katzen lagen mit weit weggestreckten paretischen Vorderläufen, die zunehmend spastisch wurden, auf der Seite. Die Hinterläufe waren nie paretisch. Es traten nie Hemiparesen auf. Die Tiere schoben sich — seitlich liegend — mit den Hinterläufen vorwärts.

War die Paraparese bisher immer auf die Vorderläufe beschränkt, so erfaßte sie nach Versuchen mit 15maliger Gewalteinwirkung mit einer Geschwindigkeit von 8,3 m/sec auch die Hinterläufe. Es bestanden vollständige schlaffe Tetraparesen, die Extremitäten hingen schlaff herab. Es trat keine Bewußtlosigkeit auf. Die Paresen der Hinterläufe bildeten sich in den folgenden Tagen bis auf eine deutliche Schwäche zurück; an den Vorderläufen waren sie irreversibel. Wegen der schweren klinischen Erscheinungen konnten nur zwei Serien mit je 15 Gewalteinwirkungen an zwei aufeinanderfolgenden Tagen durchgeführt werden.

Die Katze D 50 lag mit weggestreckten Läufen auf der Seite. Die Cornealreflexe waren unmittelbar nach den Gewalteinwirkungen wie auch im Intervall beiderseits sicher auslösbar. Am 7. Tag bildete sich die Parese der Hinterläufe etwas zurück; nach 33 Tagen war sie nicht mehr mit Sicherheit nachweisbar, während eine solche an den Vorderläufen noch deutlich ausgeprägt vorlag.

Die Versuche zeigen, daß bei Schlagrichtung 5 zunächst nur Paraparesen der Vorderläufe auftraten; erst nach einer Erhöhung der Intensität der einwirkenden Gewalt auf 8,3 m/sec und einer steigenden Frequenz der aufeinanderfolgenden Experimente (15) kam es zu Tetraparesen, die an den *Vorderläufen irreversibel* waren und sich an den *Hinterläufen bis auf eine deutliche Schwäche zurückbildeten.*
Die stumpfe Gewalteinwirkung auf den Schädel stellt eine mechanische Reizung bestimmter Hirnanteile dar, die von Richtung und Intensität der einwirkenden Gewalt abhängt. Wir konnten experimentell nach Richtung und Intensität im Gehirn Zonen ermitteln, in denen ein bestimmter positiver bzw. negativer Druck herrscht. Da gerade die mechanische Reizung selten angewandt wird und zudem die stumpfe Gewalt breitflächig auf das Gehirn einwirkt, ist die Übertragung neurophysiologisch erarbeiteter Ergebnisse auf unsere Untersuchungen nur bedingt möglich, weil die neurophysiologischen Reizversuche von Reizpunkten oder zumindest kleineren, funktionell zusammengehörenden Reizfeldern ausgehen.
Bei unserer Versuchsanordnung (Stoßrichtung 5 von oben) liegen Anteile beider motorischer Regionen unmittelbar am Stoß- und auch am Gegenpol, wo sie einem mechanischen Reiz durch positiven bzw. negativen Druck ausgesetzt sind. Mit steigender Intensität der einwirkenden Gewalt vergrößert sich der kritische Druckbereich ständig; er rückt der Äquatorebene näher. Das heißt, bei steigender Intensität der stumpfen Gewalteinwirkung vergrößert sich das motorische Reizfeld von Mantelkante und Großhirnbasis her immer mehr in Richtung auf die Äquatorebene, wodurch immer weitere Abschnitte der motorischen Region in den Bereich der kritischen Druckzone gelangen. Von PENFIELD und RASMUSSEN wurde für den Menschen ein „motorischer Homunculus" angegeben. Für die Katze und das Kaninchen gelten analoge Verhältnisse. Während bei Mensch und Affe die motorische Repräsentanz entlang dem Sulcus centralis liegt, verläuft dieselbe bei

Katze und Kaninchen mehr in fronto-dorsaler Richtung, also mehr parallel zur Sagittalrichtung. Anscheinend gerät die motorische Repräsentanz der Vorderläufe der Katze früher in die kritische Druckzone als die der Hinterläufe. Das mit großer Regelmäßigkeit auftretende Ausbreitungsmuster der Paresen läßt sich mit der Einbeziehung von bestimmten Arealen der motorischen Repräsentanz, auf dem die Reizpunkte für Bewegungen bestimmter Gliedabschnitte oder ganzer Extremitäten liegen, in den kritischen Druckbereich erklären.

Die Paresen dieser Tiere, die keine primären traumatischen Alterationen aufwiesen, traten *unmittelbar* nach der Gewalteinwirkung auf, so daß lediglich die einwirkende mechanische Schädigung (positiver bzw. negativer Druck) für deren Auftreten verantwortlich zu machen ist. *Nach Häufung der Experimente waren die Paresen irreversibel.* Die länger überlebenden Tiere (bis zu 34 Tagen) wiesen, neben den beschriebenen ausgeprägten kreislaufbedingten

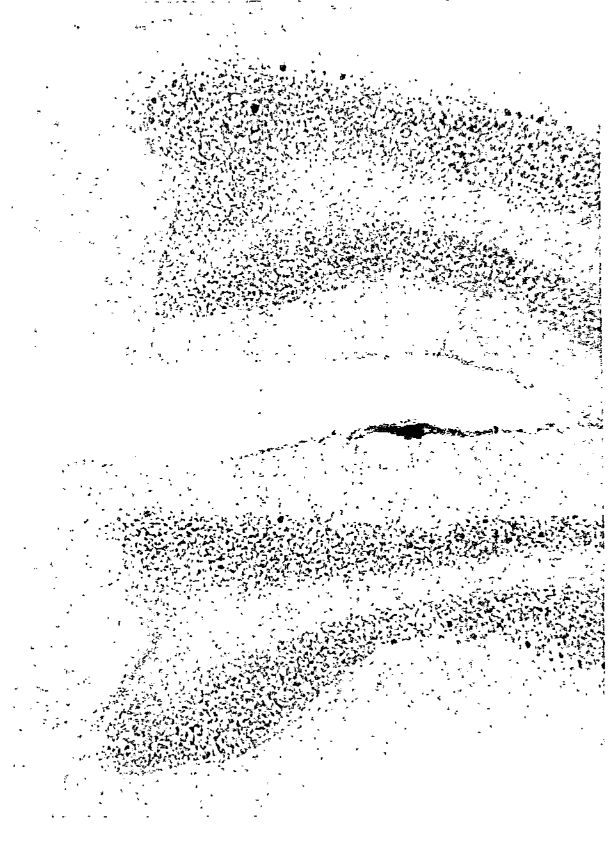

Abb. 41. D 50 Katze. Kleinhirn. An den Windungskuppen der Läppchen des Wurmes findet sich eine Reduktion der Körnerzellschicht, reihenweiser Ausfall von Purkinjezellen und Proliferation der Bergmannschen Glia bei *a*. Proliferation von Astro- und Mikroglia in der Molekularschicht bei *b* und in den Markstrahlen bei *c*. Nissl, 80:1

Veränderungen im Kleinhirn, in der Großhirnrinde einen weniger ausgeprägten disseminierten Nervenzellausfall und Gliazellproliferation im Großhirnmarklager auf. Uns erschien der Nervenzellausfall in der Mantelkantenregion — also unmittelbar an der Einwirkungsstelle der Gewalt — am meisten ausgeprägt. Jedoch reichen die bisherigen Versuche nicht aus, diesen Befund zu sichern, so daß sich eine Korrelation zwischen pathomorphologischem Befund und dem Lähmungsmuster beim Tier nicht mit Bestimmtheit fassen läßt.

Bei den Versuchstieren dieser Gruppe lagen — von zwei Ausnahmen abgesehen[1] —, keine primären traumatischen Alterationen vor. Der hervorstechend-

---

[1] Zwei Versuchstiere kamen unmittelbar nach gehäufter Gewalteinwirkung ad exitum. Es fanden sich primäre traumatische Alterationen, die den Tod der Tiere herbeigeführt hatten.

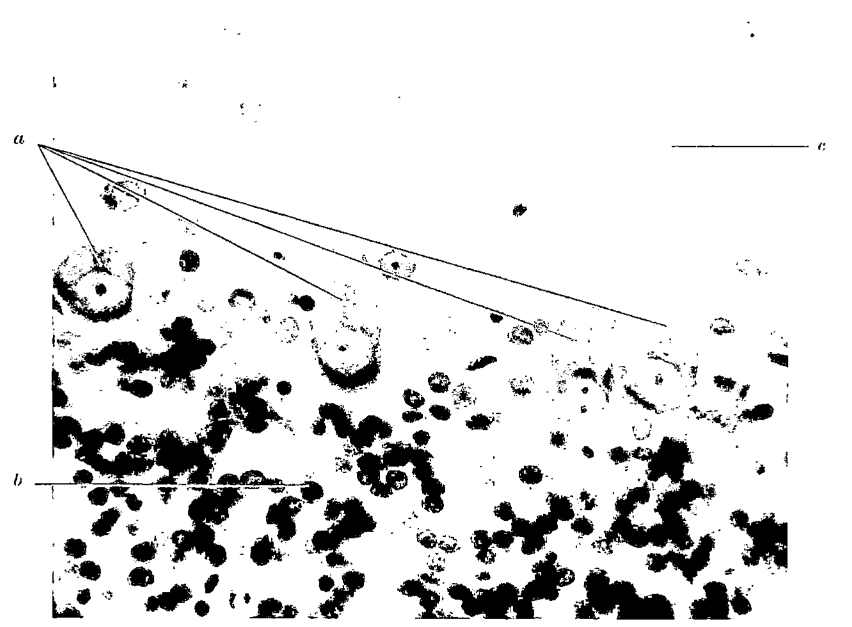

Abb. 42. Kaninchen. Kontrolltier. Kleinhirn. Intakte Purkinjezellen bei *a*. Unauffällige Körnerzellschicht bei *b*. Normale Molekularschicht bei *c*. Nissl, 320:1

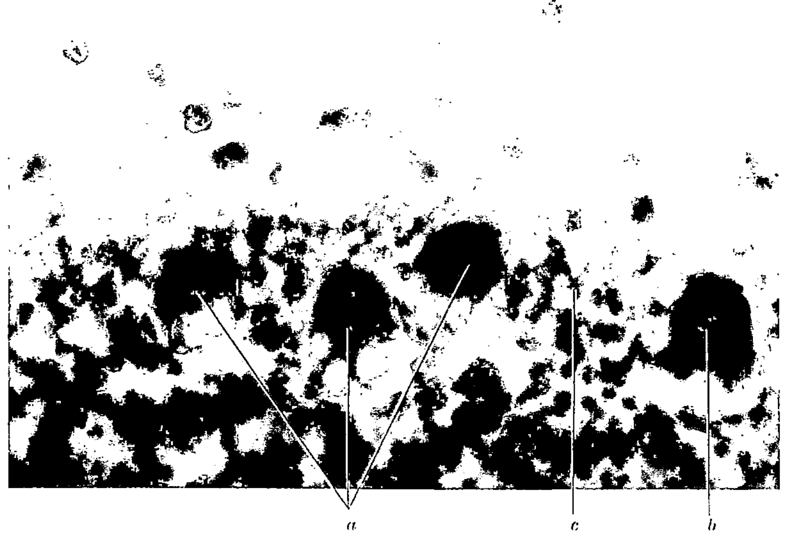

Abb. 43. D 50 Katze. Kleinhirn. Vacuolenbildung im Protoplasma von Purkinjezellen, deren Kern nicht mehr sicher darstellbar ist, bei *a*. Bei *b* Purkinjezelle mit beginnenden Veränderungen, Kern und Kernkörperchen sind intakt. Gliastrauchwerk bei *c*. Nissl, 320:1

ste Befund bestand in ausgeprägten reaktiven kreislaufbedingten pathomorphologischen Alterationen im Kleinhirn (Abb. 41—51). Die Purkinjezellen waren geschrumpft, hyperchromatisch. Der Zellkern ließ sich nicht mehr darstellen. Stellenweise zeigten die Purkinjezellen eine blasig-schaumige Struktur des

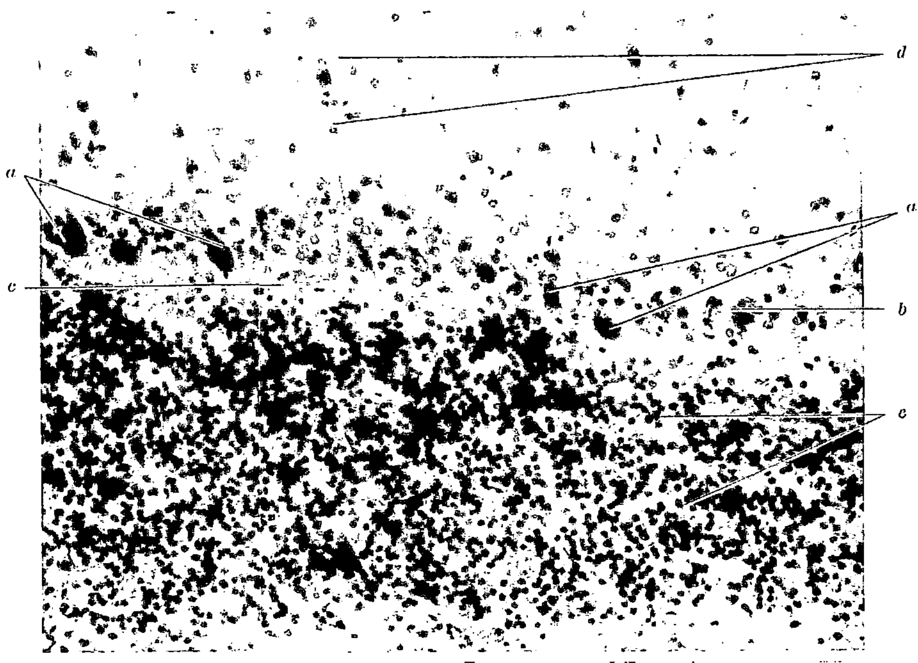

Abb. 44. D 36 Katze. Kleinhirn. Vollständiger Ausfall der Purkinjezellen und Proliferation von Bergmannscher Glia bei *b*. Mikro- und Astrogliaproliferation in der Molekularschicht *a*. Körnerzellschicht bei *c*. Nissl, 320:1

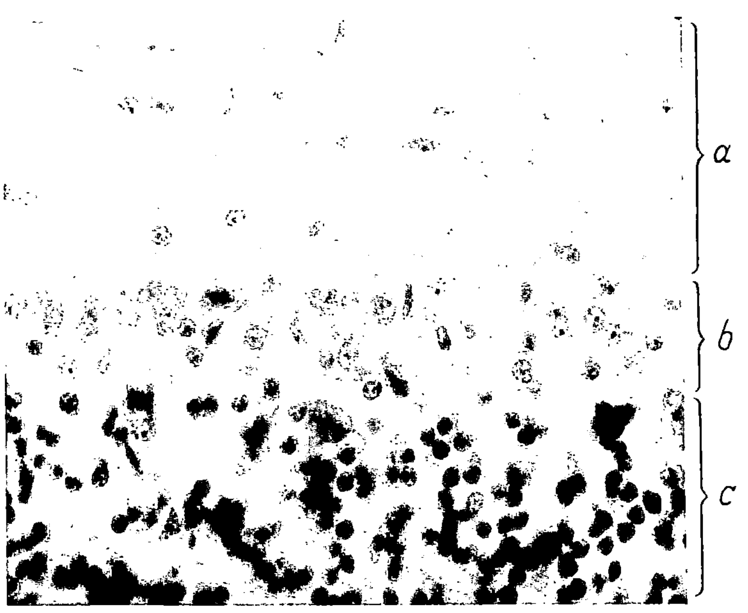

Abb. 45. D 7 Kaninchen. Kleinhirn. Hyperchromatose und Schrumpfung der Purkinjezellen bei *a*, die stellenweise ganz zugrunde gegangen sind (*b*). Proliferation der Bergmannschen Glia. Laminäres Ödem zwischen Körnerzellschicht und Purkinjezellen bei *c*. Gliaproliferation in der Molekularschicht bei *d*. Beginnende Reduktion der Körnerzellschicht bei *e*. Nissl, 128:1

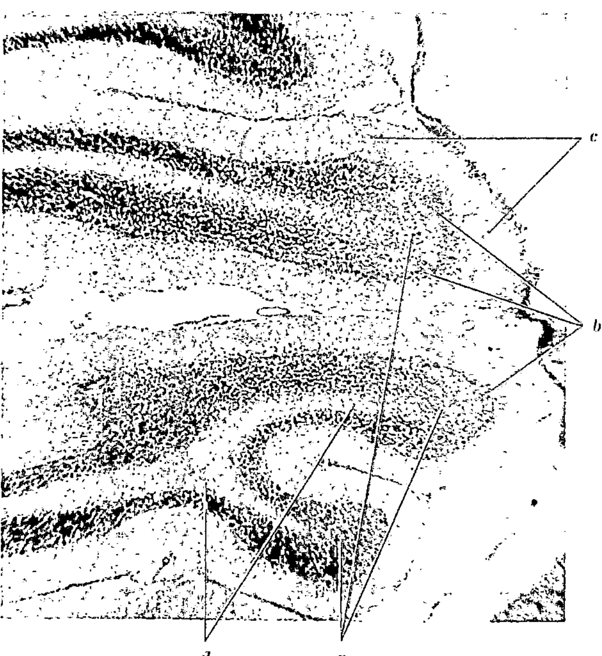

Abb. 46. D 50 Katze. Kleinhirn. Astro- und Mikrogliaproliferation in den Markstrahlen bei *a*. Bei *b* Körnerzellschicht mit beginnender Lichtung. Nissl, 128:1

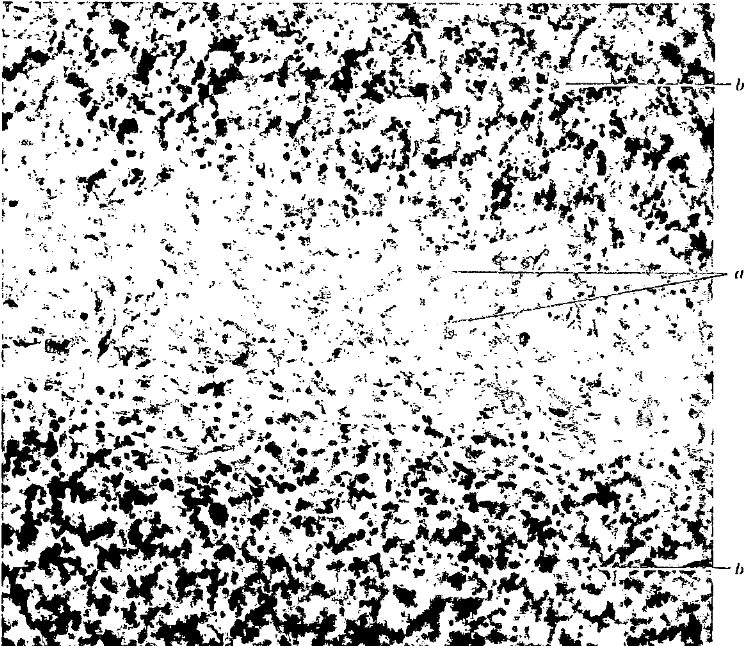

Abb. 47. D 34 Katze. Kleinhirn. Ausgeprägte Reduktion der Körnerzellschicht im Bereich der Windungskuppen des Kleinhirnwurmes bei *a*. Reihenweiser Ausfall der Purkinjezellen und Proliferation der Bergmannschen Glia bei *b*. Astro- und Mikrogliaproliferation in der Molekularschicht bei *c* und den Markstrahlen bei *d*. Nissl, 20:1

Cytoplasmas mit Vacuolen, unregelmäßiger, „angenagter" Zellmembran und zerfallenden Zellkernen. An einigen Stellen — vor allem an den Kuppen des Läppchens des Kleinhirnwurms — waren die Purkinjezellen reihenweise völlig ausgefallen. Im Bereich der geschädigten und zugrundegegangenen Purkinjezellen fand sich Gliastrauchwerk; die Bergmannsche Glia war proliferiert. Die

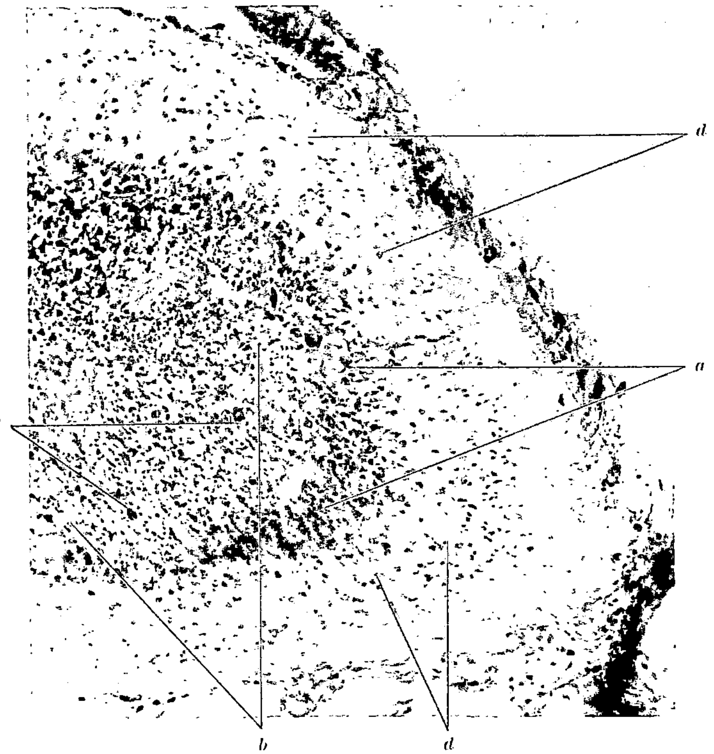

Abb. 48. D 34 Katze. Kleinhirn. Windungskuppe des Kleinhirnwurms. Völliger Ausfall der Purkinjezellen und Bildung von saumartigem Gliastrauchwerk bei *a*. Reduktion der Körnerzellschicht bei *b*. Resistenz von Golgizellen bei *c*. In der Molekularschicht Astro- und Mikrogliaproliferation bei *d*. Nissl, 128:1

Körnerzellschicht war stellenweise gelichtet, auch wieder an den Kuppen des Kleinhirnwurms ausgeprägter. Die Markstrahlen zeigten ebenfalls Gliaproliferationen. Im Kleinhirnmarklager fand sich gleichfalls eine Proliferation der Glia.

In den Pyramidenvorder- und -seitensträngen lag eine ausgeprägte Gliazellproliferation vor, weniger intensiv auch im Gollschen und Burdachschen Strang. Einige Male bestand auch eine Gliazellproliferation, die sich nicht an bestimmte Bahnsysteme hielt, sondern noch im Bereich der grauen Substanz des Rückenmarks nachweisbar war.

Die Veränderungen im Bereich des Großhirns traten in den Hintergrund. Es fanden sich disseminiert ischämisch veränderte Nervenzellen in der Großhirnrinde. Außerdem bestand eine mäßige Proliferation der Glia im Großhirnmarklager.

Während also einmalige bzw. einzelne Gewalteinwirkungen in wenigstens eintägigem Abstand bei Geschwindigkeiten von 7,1 bis 8,3 m/sec keine klinischen Befunde und morphologischen Veränderungen ergaben, ließen sich solche nach Summation der

Gewalteinwirkung in Serien 5-, 10- bis 15mal hintereinander nachweisen. Es fehlten aber primäre traumatische gewebliche Alterationen. *Wiederholte, unmittelbar aufeinanderfolgende Gewalteinwirkungen mit Subcommotionsdosen führen also zu sekundären kreislaufbedingten Veränderungen.*

Es können demzufolge nach gehäufter Gewalteinwirkung mit Subcommotionsdosen sowohl reversible als auch irreversible Werkzeugstörungen, trotz Fehlens primärer

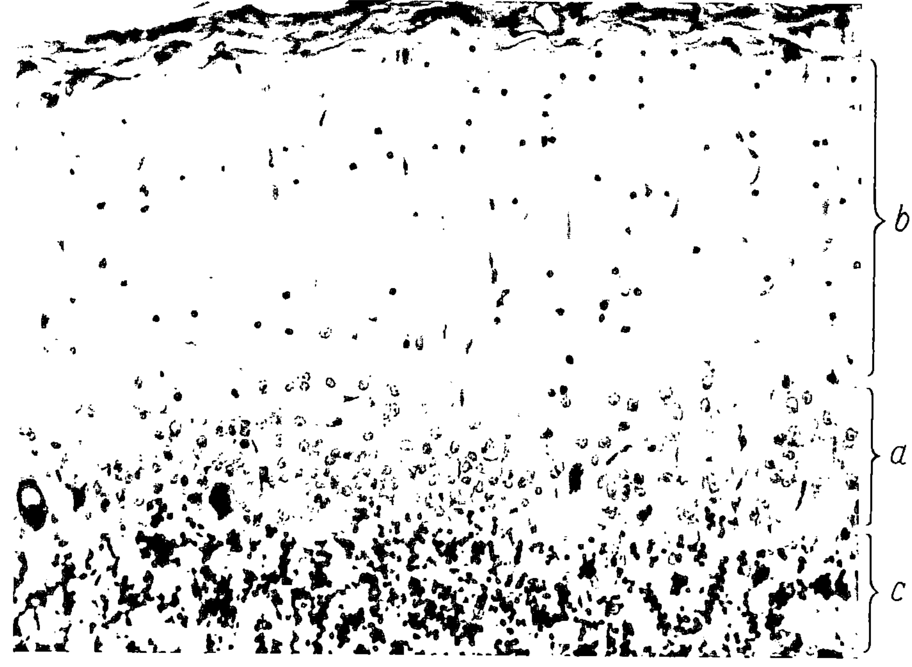

Abb. 49. D 27 Katze. Kleinhirn. Fast vollständiger Ausfall der Purkinjezellen. Die beiden Purkinjezellen am linken Bildrand sind geschrumpft, hyperchromatisch. Regressive Veränderungen an der proliferierten Bergmannschen Glia bei *a*. Mikrogliaproliferation in der Molekularschicht bei *b*. Beginnende Lichtung der Körnerzellschicht bei *c*. Nissl, 128:1

traumatischer Alterationen, auftreten. Diese unmittelbar nach dem Experiment zu beobachtenden Paraparesen bzw. Tetraparesen, abhängig von der Häufigkeit und Intensität der einwirkenden Gewalt, sind auf mechanische Irritation von Großhirnrindenzentren zurückzuführen, die eine unmittelbare „Herdstörung" hervorrufen. Die genannten Werkzeugstörungen treten also nicht etwa infolge der sekundären kreislaufbedingten Alterationen erst nach einem freien Intervall auf.

Die Geschwindigkeiten, die bei stumpfer Gewalteinwirkung angewendet werden müssen, *um die klinischen Erscheinungen einer Commotio cerebri zu erzeugen, liegen bei Kaninchen und Katzen etwa zwischen 8,3 und 9,4 m/sec, entsprechend 30,0 bis 34,0 km/Std.* Im oberen Bereich dieser Geschwindigkeiten können im Gehirn der Tiere gelegentlich kleine primäre traumatische Alterationen — wie subarachnoideale Blutungen — bzw. kleine Gewebsdefekte in Form von Rindenprellungsherden erzielt werden.

Die den klinischen Erscheinungen einer Commotio cerebri zugrunde liegenden geweblichen Veränderungen sind bei Anwendung der heute gebräuchlichen Färbe-

Abb. 50. D 27 Katze. Kleinhirn. Hochgradig veränderte Purkinjezellen, teils mit Vacuolen bei *a*. Der Kern ist schwer verändert. Proliferation von Bergmannscher Glia, Mikro- und Astroglia. Bildung symplasmatischer Zellverbände bei *b*. Nissl, 320:1

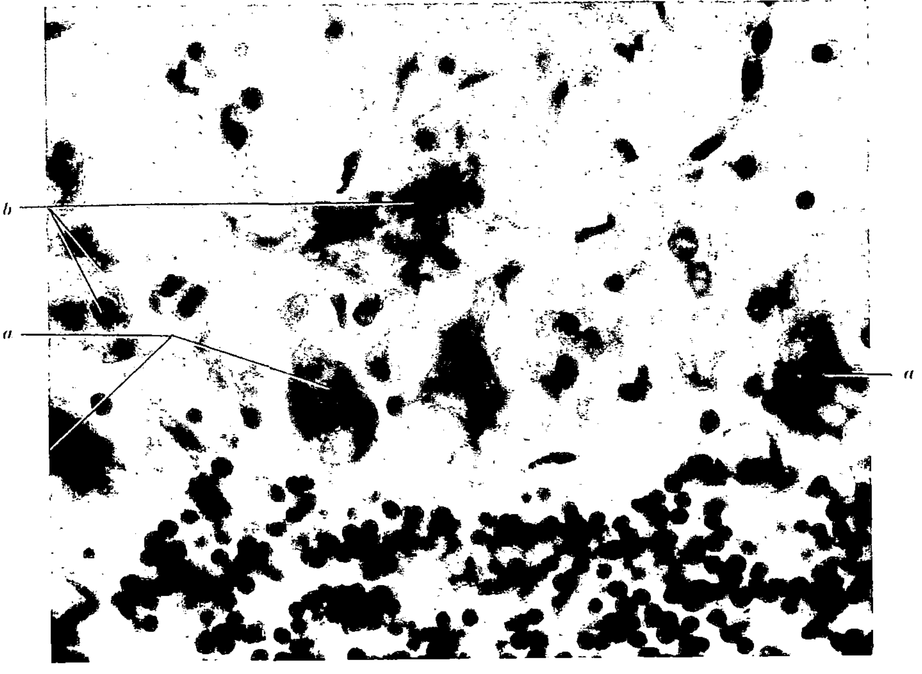

Abb. 51. D 27 Katze. Kleinhirn. Weitgehend und vollständig ausgefallene Purkinjezellen bei *a*. Gelichtete Körnerzellschicht bei *b*. Gliaproliferation in der Molekularschicht bei *c*. Nissl, 320:1

und Untersuchungsmethoden spurlos. Auch unsere Untersuchungen ergaben nach einmaliger Commotio cerebri keine sicheren pathomorphologischen Alterationen. Nervenzelluntergang, wie ihn eine Reihe von Untersuchern in bestimmten Kerngebieten nach einmaliger Gewalteinwirkung berichtet haben (GROAT, MAGOUN, DEY u. WINDLE 1944, WINDLE, GROAT u. FOX 1944, GROAT, WINDLE u. MAGOUN 1945, WINDLE u. GROAT 1945, GROAT u. SIMMONS 1950), vermochten wir nicht

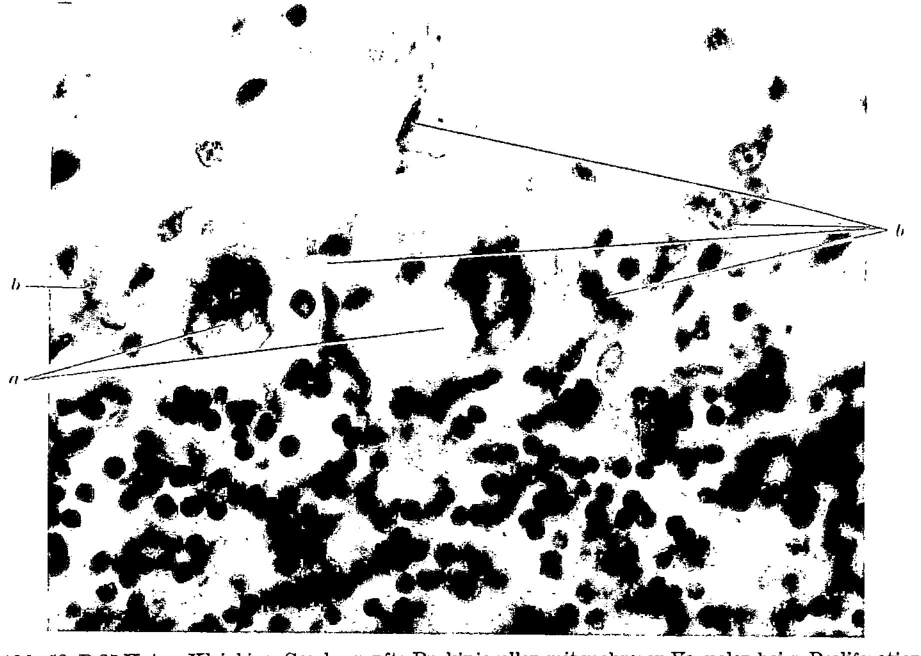

Abb. 52. D 27 Katze. Kleinhirn. Geschrumpfte Purkinjezellen mit mehreren Vacuolen bei *a*. Proliferation der Bergmannschen und der Hortegaschen Glia bei *b*. Nissl, 320:1

nachzuweisen. Insbesondere fand sich keinerlei Anhaltspunkt für eine Proliferation der Glia.

Klinisch trat unmittelbar nach der mit eintägigen traumafreien Intervall erfolgenden Gewalteinwirkung bei einer Geschwindigkeit von 9,4 m/sec in einem hohen Prozentsatz Bewußtlosigkeit bzw. Benommenheit auf. Die Cornealreflexe ließen sich jedoch sicher auslösen.

Während nach einer einmaligen stumpfen Gewalteinwirkung mit einer Geschwindigkeit, die einer Commotionsdosis entsprach, keine pathomorphologischen Alterationen erkennbar waren, ließen sich jedoch in einigen Fällen solche nach wiederholten, in ein- bis zweitägigen Abständen erfolgenden Experimenten mit gleicher Intensität nachweisen. Bei diesen Tieren lagen disseminiert ischämisch veränderte Nervenzellen der Großhirnrinde, fleckförmige und pseudolaminäre elektive Parenchymnekrosen sowie Gliaproliferationen im Großhirnmarklager vor. Die Veränderungen im Kleinhirn entsprachen qualitativ denen, die wir bei den Tieren beschrieben haben, die Subcommotionsdosen — allerdings gehäuft in Serien 5-, 10- bis 15mal unmittelbar hintereinander — erhalten hatten (Abb. 52). Die Alterationen waren aber bei den Tieren, denen wiederholte Commotionsdosen in wenigstens eintägigen Abständen zugefügt worden waren, wesentlich weniger ausgeprägt.

Bei einem Drittel der Tiere mit Subcommotions- und Commotionsdosen konnten wir eine interessante Zellveränderung beobachten. In zunehmendem Maße kam es zu einer *Vergrößerung bzw. Blähung des Zellkerns*, der schließlich ein Mehrfaches seiner ursprünglichen Größe einnahm. Mit der Größenzunahme des Kerns rückte das Kernkörperchen an die Kernmembran, der es innen angelagert war. Strukturen im Kern ließen sich in diesem Stadium nicht mehr nachweisen. Das Cytoplasma umgab saumartig den Kern, war hyperchromatisch und zeigte keinerlei Strukturen mehr. Schließlich lag nur noch eine leere, monströs geblähte Kernhülle mit umgebendem bröckeligem Zelldetritus vor. Diese Veränderung konnten wir in allen Stadien nachweisen, ohne Zweifel kam es auf die dargestellte Weise zu einem ausgedehnten Zelluntergang. Es schien uns aber andererseits, daß diese Zellveränderung — hatte sie ein bestimmtes Ausmaß nicht überschritten — noch reversibel war (Abb. 53 bis 56).

Abb. 53. D 10 Kaninchen. Großhirnrinde. Ischämische Nervenzellen mit korkenzieherartig gewundenen Zellfortsätzen. Daneben Nervenzellen mit stark geblähtem Kern und saumartigem Cytoplasma um den Kern. Nissl, 128:1

In erster Linie waren Nervenzellen der Großhirnrinde, der Stammganglien und der Hirnnervenkerne befallen. Daneben konnten wir die Blähung der Kerne aber auch an Gliazellen nachweisen. Diese Kernblähungen fanden sich häufig kombiniert mit ischämisch veränderten Zellen oder auch innerhalb oder in Randgebieten von elektiven Parenchymnekrosen. Aus diesem gemeinsamen Auftreten zusammen mit ischämisch veränderten Zellen läßt sich die Vermutung äußern, daß es sich um eine sekundäre kreislaufbedingte Zellveränderung infolge hypoxydotischer Schädigung handelt.

Bei Lebererkrankungen wurden von Alzheimer im Gehirn große blasenförmige, oft unregelmäßig eingekerbte Gliazellkerne beschrieben, die nur eine geringe Zellmasse besitzen, die sich meist unvollkommen oder gar nicht darstellt (sog. „nackte" Gliazellkerne, Alzheimer II Glia). ALZHEIMER fand diese nackten Gliakerne auch im Marklager.

Diese Alzheimerschen Gliazellen werden übereinstimmend als Degenerationsformen von Astrocyten aufgefaßt. Durch eine nicht näher bekannte Noxe proliferieren sie zunächst, um dann mehr oder weniger schnell zu degenerieren.

Die von uns beschriebenen Zellen mit der Kernblähung gleichen denen der Alzheimer II Glia. Während bei unseren Untersuchungen jedoch bevorzugt Nervenzellen befallen sind und nur vereinzelt die Glia, handelt es sich bei den von ALZHEIMER beschriebenen Veränderungen nur um solche an Gliazellen.

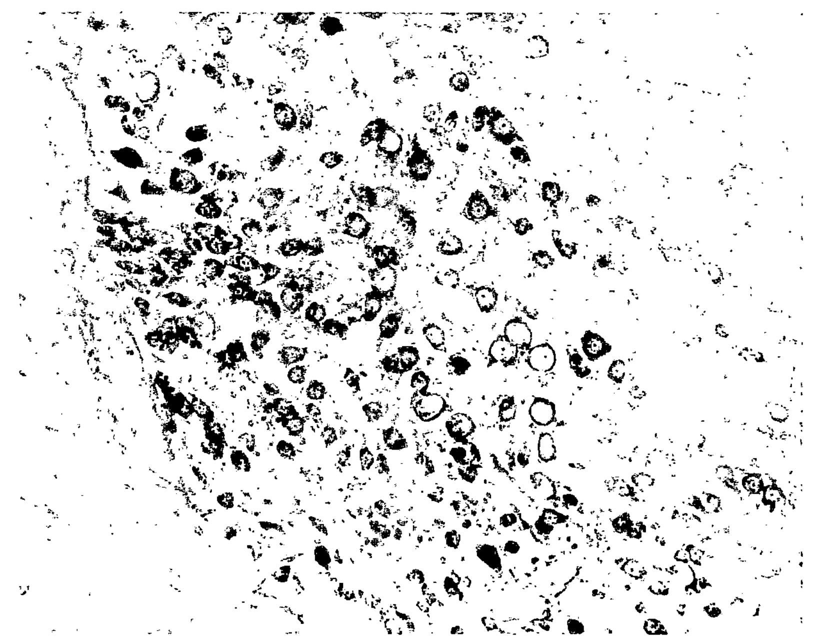

Abb. 54. D 8 Kaninchen. Zahlreiche Nervenzellen mit hochgradig geblähten Kernen, die ein Vielfaches ihrer ursprünglichen Größe aufweisen. Das Cytoplasma ist stellenweise nur noch als schmaler Saum um den geblähten Kern herum nachweisbar. Das Kernkörperchen rückt an den Rand des Kernes. Schließlich ist nur noch eine leere Hülle mit bröckeligen Zerfallsprodukten nachweisbar. Nissl, 128:1

ALTMANN beschrieb geschwollene glykogenhaltige Kerne in menschlichen Leberzellen.

Von der sogenannten retrograden Zellveränderung ließen sich die genannten Veränderungen abgrenzen.

In einer weiteren Studie werden wir uns ausführlich mit dieser Form der Zellschädigung befassen.

Die Ergebnisse zeigen, daß bei Intensitäten, die nicht zu primären traumatischen Alterationen führen, sekundäre kreislaufbedingte pathomorphologische Veränderungen auftreten können. Es kann sich demnach ein Hirndauerschaden nach Gewalteinwirkung auf den Schädel trotz fehlender primärer Verletzungen als Folge kreislaufbedingter Störungen entwickeln.

Von wesentlichem pathoplastischem Einfluß ist das Intervall, nach dem die gehäuften oder wiederholten Versuche erfolgen. Es zeigte sich, daß Subcommotionsdosen gehäuft, unmittelbar aufeinanderfolgend, ausgeprägtere pathomorphologische Alterationen verursachen als Commotionsdosen, die in ein- bis zweitägigen Intervallen einwirkten. Die Erholungszeit zwischen zwei stumpfen Gewalteinwirkungen ist also von wesentlicher Bedeutung für das Ausmaß des Hirnschadens. Das Ausbreitungsmuster ist bei beiden Schädigungsmöglichkeiten unterschiedlich. Bei den gehäuften, unmittelbar aufeinanderfolgenden, stumpfen Gewalteinwirkungen liegen die ausgeprägtesten pathomorphologischen Veränderungen im Kleinhirn vor, kaum dagegen im Großhirn. Nach den in ein- bis zweitägigem Abstand erfolgenden, wiederholten Experimenten mit Commotionsdosen fanden sich die ausgeprägtesten pathomorphologischen Alterationen im Bereich von Großhirnrinde und -mark und auch — allerdings weniger deutlich als bei der erstgenannten Gruppe — im Kleinhirn.

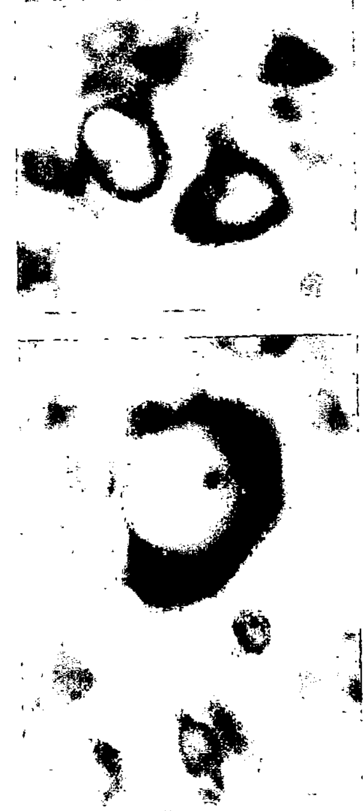

Abb. 55. Nervenzellen mit geblähtem Kern und an die Kernperipherie verlagerten Kernkörperchen aus der Großhirnrinde der Katze. Nissl, 320:1

Die Befunde gleichen denen, die ALTMANN u. SCHUBOTHE (1942) bei Katzen fanden, die längere Zeit einem atmosphärischen Unterdruck ausgesetzt waren. Sie sahen ein bevorzugtes Auftreten der Veränderungen an den Purkinjezellen im Bereich des Kleinhirnwurms.

Man ist berechtigt anzunehmen, es liege eine anoxische Schädigung der Purkinjezellen vor, wenn Zellen mit dem Bilde der ischämischen, im Falle der Purkinjezellen homogenisierenden Zellerkrankung SPIELMEYERS nachweisbar sind (KÖRNYEY 1955 u. a.).

Stellenweise sind aber auch hochgradig veränderte Purkinjezellen mit Vacuolenbildungen im Plasma, umgebender Verflüssigungszone und angenagter, stachelig wirkender Zellmembran nachweisbar. Diese Zellformen treten jedoch an Häufigkeit weit in den Hintergrund.

Sie gleichen denen, die J. E. MEYER (1949) beschrieben hat: besonders „stachelige" Degenerationsformen von Purkinjezellen.

Man sieht bei Katzen verschiedenen Alters, die nach einer oder wenigen Gewalteinwirkungen ad exitum kamen bzw. bei Vergleichstieren immer wieder vereinzelt geschrumpfte Purkinjezellen mit pyknotischen Kernen. Sie finden sich aber nur vereinzelt zwischen völlig normalen Zellen. Ein solcher Befund ist nach BAFFONI (1956) bei Katzen verschiedensten Alters in der Kleinhirnrinde nach Abschluß der Morphogenese immer nachweisbar.

Bei den Versuchstieren mit längeren Serien oder Häufung der Gewalteinwirkung waren die geschrumpften, hyperchromatischen Zellen aber reihenweise nachweisbar, hin und wieder waren die Zellen völlig ausgefallen. Es lagen ausgeprägte Reaktionen — vor allem von Bergmannscher Glia — vor. Die Gliazellreaktion wurde nur dann vermißt, wenn die Versuchstiere bald nach dem Versuch spontan ad exitum kamen, also die Überlebenszeit zur Ausbildung der gliösen Reaktion zu kurz war.

Eine vorübergehende Drosselung und Unterbindung der Blutzufuhr zum Gehirn und Rückenmark zeigt, daß die einzelnen Hirnareale in verschiedenem Ausmaß betroffen werden (BROWN-SEQUARD 1858, VULPIAN 1866, HALDANE 1927, BARCROFT 1927, HEYMANS 1950).

In der Kleinhirnrinde besteht eine unterschiedliche Schichtenvulnerabilität, in der der Reihenfolge nach Purkinjezellen, kleine Nervenzellen der Molekularschicht, Körnerzellen, Golgizellen betroffen werden (W. SCHOLZ). Auf die erhebliche Vulnerabilität der Purkinjezellen hatte SPIELMEYER bereits hingewiesen.

Die Anfälligkeit und Empfindlichkeit der Purkinjezellen gegenüber Sauerstoffmangel ist seit langem bekannt. Die Kleinhirnrinde besitzt im Vergleich zu den verschiedenen Abschnitten des Zentralnervensystems den größten Bedarf an Sauerstoff (DIXON u. MEYER 1936, KABAT u. DENIS 1939, WEINBERGER, GIBBON u. GIBBON 1940, ALTMANN u. SCHUBOTHE 1942, MORRISON 1946).

Ausfälle von Purkinjezellen nach Höhentod von Fliegern in atmosphärischem Unterdruck beschrieben TITRUD u. HAYMAKER (1947), nach Todesfällen von Versuchspersonen in der Unterdruckkammer HAYMAKER u. DAVISON (1950). Außerdem besteht eine starke Empfindlichkeit der Purkinjezellen gegen andere Noxen (Literatur s. b. HAYMAKER).

Die erhebliche Vulnerabilität der Purkinjezellen durch kreislaufbedingte Störungen ist nach UCHIMURA (1929), FAZZARI (1931) sowie JANSEN u.

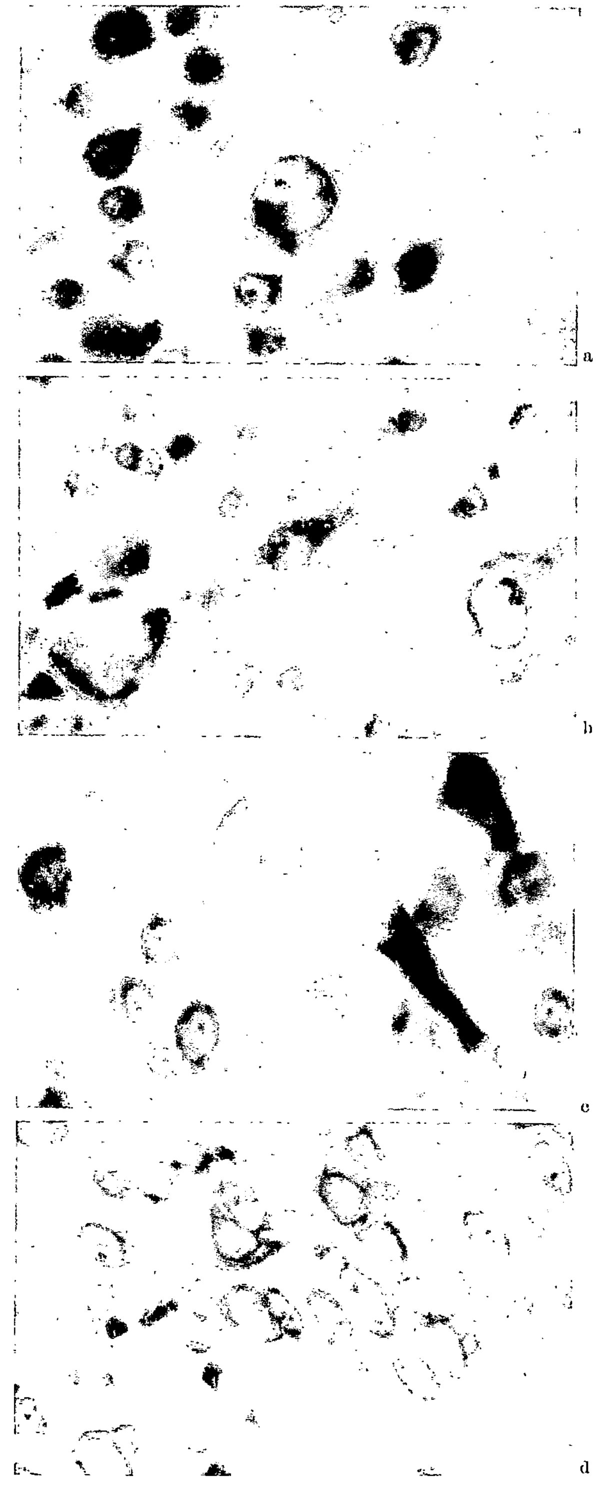

Abb. 56a—d. Ausschnittvergrößerungen aus der Großhirnrinde von Katzen a—c und eines Kaninchens (d). Nerven- und Gliazellen mit geblähten Kernen in verschiedenen Stadien. Nissl, 320:1

BRODAL (1958) in dem Mangel eines eigenen Capillarnetzes und in der rechtwinkeligen Abzweigung von Gefäßästen zur Purkinjezellschicht zu suchen.

Nach kompletter Unterbindung der Blutzufuhr erlischt die elektrische Aktivität der Kleinhirnrinde der Katze nach 10 bis 12 sec (SUGAR u. GERARD 1928); sie erreicht auch nach Aufhören des Durchblutungsstops zuletzt ihre normale elektrische Erregbarkeit wieder. Oft liegen noch bleibende ataktische Störungen nach der Wiederbelebung vor (KABAT, DENIS u. BAKER 1941 bei Hunden, STRAUSS 1931 nach Erhängen).

Ein brauchbares Kriterium für das Ausmaß der funktionellen Störungen in bestimmten Hirnarealen nach Drosselung der Blutzufuhr sind die spontanen elektrischen Potentialschwankungen. GÄNSHIRT hat unlängst mitgeteilt, daß die Kenntnis dieser spontanen elektrischen Potentialschwankungen im Gehirn auch für die Klärung der Frage der Vulnerabilität verschiedener Hirnregionen herangezogen worden sei. Die Registrierung der elektrischen Spontanaktivität besitze den Vorteil gegenüber den früher üblichen Messungen von Reflexen, Regulationen oder Chronaxien, daß damit jedes beliebige Gebiet, auch einzelne Nervenzellen, der Untersuchung zugänglich geworden seien.

GÄNSHIRT und Mitarbeiter (1952) konnten die Ergebnisse von SUGAR u. GERARD (1938), die topischen Differenzen der hirnelektrischen Spontanaktivität nachgegangen waren und über eine zunehmende Widerstandsfähigkeit von der Großhirnrinde bis zur Medulla oblongata bei der Unterbrechung der Blutzufuhr zum Gehirn berichtet hatten, nicht bestätigen. Nach Ausschaltung des Restkreislaufs zum Gehirn (mit Hilfe des völlig isolierten dekapitierten Kopfes unter Verwendung eines Spendertieres) waren die Voraussetzungen geschaffen, die gerade für die Bearbeitung dieses Problems unumgänglich waren. Es wurden keine Unterschiede in der Wiederbelebungszeit zwischen Großhirnrinde, subcorticalen Ganglien und Mesencephalon nachgewiesen, wenn der Durchblutungsstop perakut gesetzt wurde. Auffallend lange Wiederbelebungszeiten zeigten die Medulla oblongata und die Kleinhirnrinde. Dagegen überstanden bei inkomplettem perakutem Blutstop nach GÄNSHIRT, DRANSFELD u. ZYKLA Teile des Mittelhirns und die basalen Ganglien wesentlich länger als die Großhirnrinde, die demnach bei Mangeldurchblutung schlechter gestellt ist. Bei einer Mangeldurchblutung ist mit regionalen Unterschieden in der Versorgung zu rechnen (s. a. BROWN-SEQUARD 1858, VULPIAN 1866, HALDANE 1927, BARCROFT 1927, HEYMANS 1950).

Zur Erklärung der unterschiedlichen Vulnerabilität der Nervenzellen — wichtig ist die Richtung der einwirkenden stumpfen Gewalt — erinnern wir an das Modell des Kroghschen Standardgewebszylinders.

GÄNSHIRT erinnert in diesem Zusammenhang an das Modell des Kroghschen Standardgewebszylinders. OPITZ u. SCHNEIDER (1950) gaben den Radius des Standardgewebszylinders der grauen Substanz mit 19 μ (Pyramidenzellen), den der weißen mit 25 μ an. Der Radius der Nervenzellen in der Hirnrinde liegt zwischen 5 und 19 μ, so daß nur wenige Nervenzellen, im Grenzfall eine einzige zwischen zwei Capillaren Platz fänden. Die Zunahme des Zylinderradius führe nun — unabhängig davon, ob das Ödem nur die Interzellsubstanz oder auch das Zellplasma betreffe — zu einer Verlängerung des Weges, den der Sauerstoff von der Capillare zu den Mitochondrien der Ganglienzellen zurücklegt.

Vergleicht man den Gehalt des Gehirns an Capillarblut von 2 Vol.-% mit dem anderer Organe (7 Vol-% im Herzen, 8 Vol.-% in der Nebenniere (SJÖSTRAND 1934)), so fällt der geringe Wert für das Gehirn auf. Hinsichtlich der Capillarlänge bestehen ähnliche Verhältnisse: im Hirngewebe 1400 m/cm³, im Herzgewebe 11000 m/cm³ (CRAIGIE 1938, DUNNING u. WOLFF 1937, zit. n. GÄNSHIRT). Man versuchte den paradox anmutenden Befund — ärmliche Capillarisierung des Gehirns bei ausgeprägter Empfindlichkeit gegen mangelnde Sauerstoffzufuhr

— damit zu erklären, daß sich an einem Organ, das stark unterschiedlicher Belastung ausgesetzt sei wie das Herz, etwa „am rhythmisch atmenden Muskel" die Capillarisierung nach den Atmungsspitzen und nicht wie „beim vergleichsweise kontinuierlich atmenden Gehirn, nach dem Atemdurchschnitt richtet" (OPITZ u. SCHNEIDER 1950, GÄNSHIRT 1957).

Ein derartiger Konzentrationsabfall des Sauerstoffs im Gewebe hat nach GÄNSHIRT aber Bedingungen in der Zylinderperipherie zur Folge, die eine normale Sauerstoffaufnahme unmöglich machen. Charakterisiert sei dieser Mechanismus durch die Verlängerung des Weges für den Sauerstoff im Gewebe selbst, „genauer gesagt, durch eine Verteilung des vorhandenen Sauerstoffs auf ein größeres Volumen Gewebe" (GÄNSHIRT).

LINDENBERG und Mitarbeiter haben in ausgedehnten Untersuchungen zeigen können, daß durch Abdrosselung von Venen Blutabflußstauungen, durch Kompression von arteriellen Gefäßen weitere zusätzliche Schädigungsmöglichkeiten im Sinne einer ischämischen Hypoxydose hinzutreten. Durch Druck verschobener und verdrängter Hirnteile gegeneinander bzw. gegen das Schädelskelet sind weitere Schäden zu erwarten. Hinzu tritt als Noxe die Ansammlung von toxischen Abbau- und Stoffwechselprodukten. Diese verschiedenen Schädigungsarten führen schließlich zu einem Dauerschaden.

Von einer Geschwindigkeit der einwirkenden stumpfen Gewalt mit 10,5 m/sec = 37,0 km/Std ab liegen bei Katzen durchweg ausgeprägte *primäre traumatische Alterationen vor*: subarachnoideale und subdurale Blutungen, Rindenprellungsherde an der Stoßstelle und am Gegenpol, vereinzelt wenige intracerebrale Blutungen.

Bei stumpfer Gewalteinwirkung mit einer Geschwindigkeit von 13,6 m/sec = 49,0 km/Std lassen sich längere Versuchsreihen nicht mehr durchführen. Mit jeder neuen Gewalteinwirkung kommt es zu weiteren primären traumatischen Gewebsdefekten. Das Ausmaß der primären traumatischen Alterationen nimmt zu; es treten multiple Blutungen in Großhirnrinde und -mark sowie im Kleinhirnbereich auf.

Stumpfe Gewalteinwirkungen auf den Schädel von Katzen mit einer Geschwindigkeit von 16,1 m/sec = 58,0 km/Std können noch überlebt werden, während solche *von 17,2 bis 18,3 m/sec = 62,0 bis 66,0 km/Std* nicht mehr überlebt werden. Der Tod der Versuchstiere tritt jeweils zwischen 2 min 30 sec und 8 min 30 sec an nicht überbrückbarem Atemstillstand nach Aussetzen der Herzaktion ein. Bei dieser Intensität der einwirkenden stumpfen Gewalt treten als Läsionen ausgedehnte Frakturen am Schädel mit Durazerreißung und schwere Substanzzerstörungen am Hirn auf.

a) Die Dauer der Bewußtlosigkeit

In der folgenden Tabelle sind die Versuchsergebnisse von längeren Serien wiederholter stumpfer Gewalteinwirkung synoptisch dargestellt. Sie zeigt, daß die Dauer der Bewußtlosigkeit mit wachsender Zahl der Experimente erheblich abnimmt und daß gelegentlich die Bewußtlosigkeit in sehr langen Serien trotz gleichbleibender Intensität der Gewalt schließlich nicht mehr beobachtet wird.

Um die abnehmende Dauer der Bewußtlosigkeit nach wiederholter stumpfer Gewalteinwirkung auf den Schädel festzustellen, wurde die Gesamtzahl der Experimente für jedes Tier halbiert und die Gesamtdauer der Bewußtlosigkeit für beide Hälften errechnet. Bei einer ungeraden Anzahl der Experimente wurde die Dauer der Bewußtlosigkeit des mittleren Versuchs zwischen erster und zweiter Hälfte der Experimente geteilt.

So verhält sich beispielsweise die Dauer der Bewußtlosigkeit in der ersten zur zweiten Hälfte des Versuchs bei den Kaninchen D 14 wie 37:1 und D 3 wie 45:1, bei den Katzen D 31 wie 28:1 und D 23 wie 21:1. Bei wenigen Tieren wurden die Experimente je zur Hälfte in gleichlangen Zeiträumen vorgenommen; bei den meisten Tieren war die zweite Versuchshälfte nur etwa halb so lang wie die erste, so daß die Gewalteinwirkung in kürzeren Abständen erfolgte und dem Tier eine verringerte Erholungsfrist zur Verfügung stand. Dessen ungeachtet dauert die Bewußtlosigkeit in der zweiten Versuchshälfte weniger lange bzw. tritt gar nicht mehr auf.

V.-T.	Intensität in m/sec	Gesamtdauer der Bewußtlosigkeit	Gesamtdauer der Bewußtlosigkeit in der ersten Hälfte der Serie	zweiten Hälfte der Serie	Relation der Dauer der Bewußtlosigkeit der ersten zur zweiten Hälfte	Gewalteinwirkungen durchgeführt in Tagen in der ersten Hälfte	zweiten Hälfte
Kaninchen							
D 14	8,3 m/sec	29 min 20 sec	28 min 28 sec	54 sec	37 :1	30	22
D 12	8,3 m/sec	2 min 42 sec	1 min 52 sec	50 sec	2,2:1	28	25
D 4	8,3 m/sec	5 min	2 min 59 sec	2 min 1 sec	1,5:1	30	32
D 5	8,3 m/sec	4 min 18 sec	2 min 20 sec	1 min 58 sec	1,2:1	30	32
D 3							
1. Serie	8,3 m/sec	12 min 37 sec	11 min 10 sec	1 min 17 sec	8,7:1	30	35
2. Serie	8,3 m/sec	17 sec	17 sec	∅		15	16
1. und							
2. Serie	8,3 m/sec	12 min 54 sec	12 min 37 sec	17 sec	45 :1	65	31
D 2	9,4 m/sec	10 min 18 sec	8 min 20 sec	1 min 58 sec	4,2:1	74	83
Katzen							
D 30	8,3 m/sec	33 sec	8 sec	25 sec	1 :3,1	32	30
D 31	9,4 m/sec	16 min 41 sec	16 min 7 sec	34 sec	28 :1	33	32
D 34	9,4 m/sec	14 min 8 sec	9 min 44 sec	4 min 23 sec	2,0:1	42	21
D 35	10,5 m/sec	34 min 41 sec	19 min 42 sec	15 min 48 sec	1,3:1	18	19
D 25	10,5 m/sec	88 min 55 sec	48 min 20 sec	40 min 25 sec	1,2:1	76	43
D 37	10,5 m/sec	2 min 24 sec	51 sec	1 min 28 sec	1 :1,7	35	30
D 15	12,2 m/sec	70 min 59 sec	34 min 14 sec	36 min 45 sec	1 :1	45	49
D 39	12,2 m/sec	22 min 57 sec	10 min 13 sec	4 min 44 sec	2,2:1	26	22
D 26	12,2 m/sec	25 min 59 sec	18 min 6 sec	7 min 53 sec	2,3:1	78	44
D 24	12,2 m/sec	12 min 26 sec	11 min 51 sec	35 sec	20 :1	77	43
D 16	12,2 m/sec	2 Std 56 min 23 min	2 Std 48 min	15 min 13 sec	11 :1	166	56
D 23	13,6 m/sec	40 min 7 sec	38 min 18 sec	1 min 49 sec	21 :1	84	37

Bei unterschwelligen Intensitäten ist gehäufte Gewalteinwirkung — also Summation — vonnöten, um eine Bewußtseinsstörung auszulösen. Bei darüberliegenden Intensitäten, die schon nach einmaliger Verabfolgung zu Bewußtlosigkeit führen, tritt eine Adaptation an die Gewalteinwirkung ein.

Wir nennen *Summationstyp* eine Verlaufsform, in der Bewußtseinsstörungen erst nach gehäufter, unmittelbar hintereinander einwirkender, stumpfer Gewalt auftreten, wobei die Dauer der Bewußtlosigkeit mit der Zahl der Experimente zunimmt. Wir sprechen vom *Adaptationstyp*, wenn im Laufe der Versuchsreihe die Dauer der Bewußtlosigkeit abnimmt oder keine Bewußtlosigkeit mehr beobachtet wird als Folge der Anpassung an die Gewalteinwirkung.

Diese Verlaufsformen treten bei bestimmten Intensitäten der einwirkenden Gewalt mit Regelmäßigkeit auf: der Summationstyp bei sog. Subcommotionsdosen, der Adaptationstyp bei Geschwindigkeiten von 9,4 m/sec und darüber, die zumindest eine Commotio cerebri bewirken.

Summations- und Adaptationsphänomene kommen in weitesten Bereichen der Natur vor und besitzen Allgemeingültigkeit. Die Physiologie versteht unter Adaptation das Abklingen der Ansprechbarkeit von bestimmten Receptoren auf gehäufte oder Dauerreize. Die Adaptation beruht nicht auf Ermüdung.

Phänomene wie Summation und Adaptation dürften nicht nur Gültigkeit im Hinblick auf die Schädigung haben, die zur Bewußtlosigkeit führt. Unsere Untersuchung bietet bei der Besprechung der Krämpfe und der Paresen andere Möglichkeiten, die Allgemeingültigkeit dieser Phänomene zu prüfen.

Seit längerem bekannt und gut untersucht ist die Adaptation der nervösen Substanz an wiederholte Narkosen. Die Dosis der angewandten Narkotica muß ständig gesteigert werden, um noch einen entsprechenden Effekt zu erreichen.

Soll beispielsweise die Intensität der einwirkenden Gewalt ermittelt werden, die, ohne primäre traumatische Alterationen zu verursachen, nach 80 bis 100% der Experimente Bewußtseinsstörungen hervorruft (Ermittlung der Commotionsdosis für eine bestimmte Tierart), so sind u. E. einmalige Experimente vorzunehmen, um das Adaptationsphänomen, welches Auftreten und Dauer der Bewußtseinsstörungen vermindert, auszuschließen.

b) Auftreten von Krämpfen

Kaninchen krampfen nach stumpfer Gewalteinwirkung auf den Schädel aus Schlagrichtung 5 mit einer Geschwindigkeit von 8,3 m/sec in wenigstens eintägigen Abständen in 38,5% der Fälle und nach 9,4 m/sec in 40,5%. Hingegen treten bei Katzen Krämpfe erst nach einer Intensität von 9,4 m/sec, und zwar in nur 3,4%, auf. Bei gleicher Intensität krampfen Kaninchen zwölfmal häufiger als Katzen.

Bei einer Geschwindigkeit von 10,5 und 12,2 m/sec krampfen die Katzen beider Gruppen zusammen in 7,4%. Das bedeutet, daß Katzen nach weit höheren Intensitäten etwa fünfmal weniger krampfen als Kaninchen nach den geringeren Intensitäten von 8,3 und 9,4 m/sec. Stumpfe Gewalteinwirkung der Intensität 10,5 und 12,2 m/sec überlebte kein Kaninchen, so daß innerhalb der gleichen Geschwindigkeit kein Vergleich möglich ist.

Die Krampfschwelle ist unter gleichen Versuchsbedingungen bei Kaninchen also niedriger als bei Katzen. Ähnlich wie die Bewußtlosigkeit wurde die Häufigkeit der Krämpfe in der ersten und zweiten Hälfte längerer Versuchsreihen aufgezeichnet. Bei stumpfer Gewalteinwirkung auf den Schädel von Kaninchen mit einer Geschwindigkeit von 8,3 m/sec in mindestens ein- bis zweitägigen Abständen verhielt sich die Zahl der Krämpfe wie 62%:38% in der ersten und zweiten Versuchshälfte, bei einer Geschwindigkeit von 9,4 m/sec in wöchentlichen Abständen wie 64%:36%. Ähnliche Relationen gelten für die Katzen. Bei stumpfer Gewalteinwirkung auf den Schädel in wenigstens eintägigen Abständen mit einer Geschwindigkeit von 10,5 und 12,2 m/sec krampfen die Tiere in der ersten Hälfte der Versuchsreihe in 66%, in der zweiten Hälfte in 33%. Die Intensitäten wurden für die Katzen höher festgelegt, da sie erst nach 9,4 m/sec Geschwindigkeit in wenigen Fällen krampfen. Bei Kaninchen und Katzen ist die Zahl der Krämpfe auf die erste und zweite Versuchshälfte im Verhältnis 2:1 verteilt, so daß auch bezüglich der Krämpfe eine Adaptation der nervösen Funktionen an die einwirkende Gewalt erfolgt.

Tierart	Intensität der Gewalteinwirkung in m/sec	Gesamtzahl der Versuche	Gesamtzahl der Krämpfe	Beide Hälften = 100%, Gesamtzahl der Krämpfe in erster und zweiter Hälfte	
Kaninchen	8,3 m/sec	228	88 (38,5%)	54 (62%)	34 (38%)
Kaninchen	9,4 m/sec	34	14 (40,5%)	8 (57%)	6 (43%)
Kaninchen	8,3 m/sec 9,4 m/sec	262	102 (39,5%)	63 (62%)	39 (38%)
Katzen	8,3 m/sec	31	∅	∅	∅
Katzen	9,4 m/sec	88	3 (3,4%)		
Katzen	10,5 m/sec	89	8 (8%)	6 (75%)	2 (25%)
Katzen	12,2 m/sec	208	14 (8%)	9 (64%)	5 (36%)

Krämpfe, die nach den genannten Intensitäten auftraten, können nicht auf Gewebsdefekte oder Blutungen bezogen und fokal gedeutet werden, da sie unmittelbar nach der Gewalteinwirkung auftraten. Die meisten Tiere zeigten überdies keine primären traumatischen Alterationen.

Anders die Krämpfe nach Geschwindigkeiten der einwirkenden Gewalt von 13,6 m/sec bis in Bereiche, die sich der Grenze der Überlebensmöglichkeit nähern. Sie treten allgemein nach einem Intervall auf bei Katzen, die erhebliche primäre traumatische Alterationen im Gehirn aufweisen, oft sogar erst ante finem.

DENNY-BROWN u. RUSSELL sowie MEYER u. DENNY-BROWN nehmen auf Grund ihrer Untersuchungen eine sofort im Augenblick der stumpfen Gewalteinwirkung einsetzende traumatische Lähmung der Nervenzellen an. WALKER, KOLLROS u. CASE sahen dagegen in diesen Erscheinungen einen Beweis für eine intensive Reizung des Zentralnervensystems. Die Autoren beschrieben einen im Augenblick der Gewalteinwirkung eintretenden generalisierten Muskelspasmus, den DURET als sog. „tetanisches Stadium" der Commotio cerebri bezeichnete und auf das MILES schon aufmerksam gemacht hatte. Nach ihrer Meinung ergreift dieser Reiz nicht nur niedere Hirnzentren, sondern auch die Hirnrinde, die nach vorherrschender Meinung für die klonische Phase eines Krampfablaufes verantwortlich zu sein scheint. Die Hirnstromkurven zeigen angeblich das charakteristische Bild einer neuronalen Erregung. Im Moment der Gewalteinwirkung erfolgt eine beachtliche elektrische Entladung. Nach dieser initialen Entladung steigt die cortiqale Aktivität beim anaesthesierten Tier in der Frequenz für 10—20 sec an und fällt dann bis zu einer kleinen Spontanaktivität („extinction") ab. Die Aktionspotentiale werden innerhalb weniger Minuten wieder normal. WALKER, KOLLROS u. CASE erklären das Zustandekommen der neuronalen Erregung dadurch, daß im Augenblick der Gewalteinwirkung auf den Schädel ein plötzlicher Druckanstieg auf der Seite des Schlages mit Druckwellen, die durch das Gehirn fortgeleitet würden, auftritt. Diese mechanische Reizung führe zu einem Zusammenbruch der polarisierten Zellmembranen vieler Neurone. Auf diese Weise erfolge dann die Entladung. Die Folgen der „traumatischen Erregung" seien die gleichen, die eine Reizung des Nervensystems durch elektrische, chemische oder andere Agentien kennzeichnen. Die physiologische Basis bei einer Commotio cerebri besteht nach WALKER, KOLLROS u. CASE also in einer traumatischen Entladung der polarisierten Zellmembran bestimmter Neurone durch eine mechanische Erschütterung des Gehirns.

Dagegen betonen Dow, ULETT u. TUNTURI ausdrücklich, daß sie in keinem Fall einen Anstieg von Frequenz oder Amplitude fanden, wie es WALKER, KOLLROS u. CASE beschrieben. Die im Augenblick des Schlages auftretende Initialabweichung der elektrischen Potentiale deuten die Verfasser genau wie CLARK u. WARD als Bewegungsartefakt. Sie weisen darauf hin, daß ihre Ergebnisse zeigen, daß die höheren Integrationszentren für traumatische Affektionen empfindlicher sind als der vitalere Reflexmechanismus.

Man neigt also mehr der Ansicht zu, im Augenblick der Gewalteinwirkung komme es zu einer traumatischen Lähmung der Nervenzellen.

Bei Kaninchen und Katzen treten in verschiedenem Ausmaß — jedoch bei beiden Tierarten mit steigender Intensität der stumpfen Gewalteinwirkung zunehmend — unmittelbar auf den Schlag Krämpfe auf. Nach einer kurzen, heftigen tonischen Muskelspannung der gesamten Muskulatur kommt es zu einer klonischen Phase. Selten handelt es sich nur um einen Streckkrampf.

Wenn man mit DENNY-BROWN u. RUSSELL, Dow, ULETT u. TUNTURI sowie WARD u. CLARK eine sofort im Augenblick der stumpfen Gewalteinwirkung einsetzende traumatische Lähmung der Nervenzellen annimmt, so ist die Erklärung der Entstehung der tonisch-klonischen Krämpfe schwierig. Wie wir gezeigt haben, treten bei stumpfer Gewalteinwirkung im Gehirn kritische Druckzonen auf, in denen das Maximum — jeweils positiv oder negativ — immer zur Oberfläche, also vorzugsweise in Rindenanteilen, liegt. Mit zunehmender Intensität der Gewalteinwirkung verschiebt sich nun diese kritische Druckzone immer mehr zur Äquatorebene, in der immer der Druck Null herrscht, d. h., immer größere Hirnanteile und damit auch mehr Nervenzellen geraten in den kritischen Druckbereich. Damit ließe sich die Zunahme der Krämpfe bei steigender Intensität der einwirkenden Gewalt erklären.

c) Gliazellproliferation in den ab- und aufsteigenden Bahnen (Abb. 57—61)

Häufig liegt *Gliazellproliferation im Bereich der gesamten Pyramidenvorder- und -seitenstränge vor* sowohl bei Tieren mit primären traumatischen Alterationen als auch bei Tieren mit nur sekundären kreislaufbedingten Veränderungen. Die Markscheidenpräparate zeigen in den entsprechenden Abschnitten Entmarkungen.

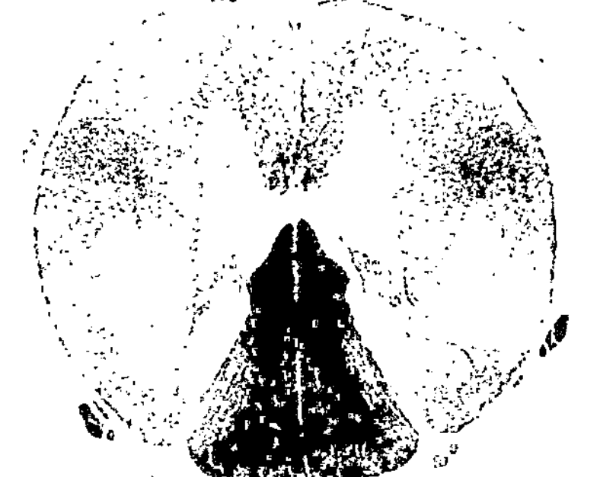

Abb. 57. D 34 Katze. Rückenmark, Thorakalregion. Ausgeprägte Entmarkung in beiden Pyramidenvorder- und -seitensträngen, aber auch weniger ausgeprägt in anderen weißen Strangarealen der Vorder- und Seitenstränge. Markscheidenfärbung nach Heidenhain, 9,5:1

Bestehen ausgedehnte primäre traumatische Defekte im Großhirn, dann lassen sich die meist einseitig betonten Gliaproliferationen in den absteigenden Pyramidenbahnarealen mit einer direkten mechanischen Schädigung der motorischen

Nervenzellen und der Neuriten in ihrem Verlauf in der Capsula interna erklären. Auch die Gliazellproliferation in den Pyramidenbahnarealen von Tieren, auf deren

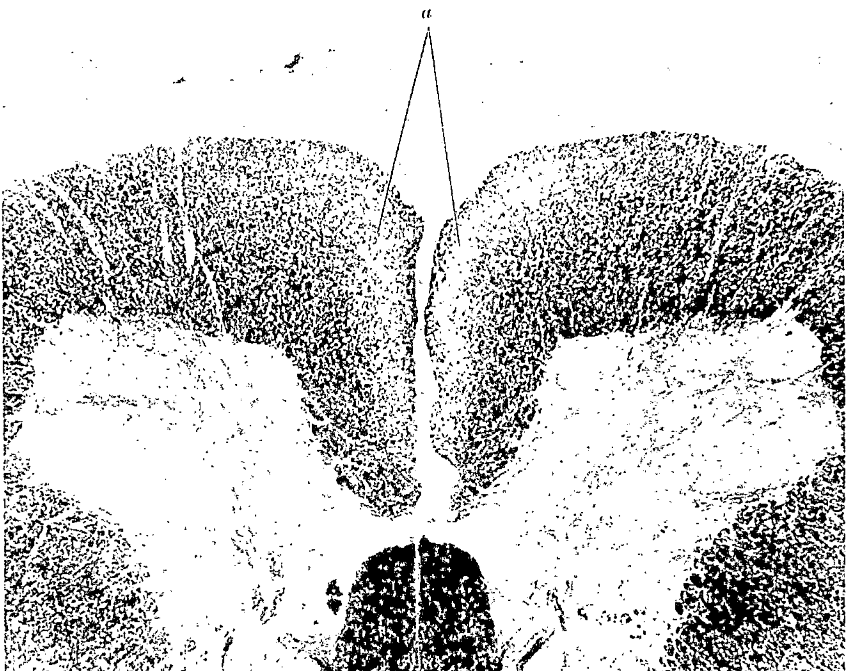

Abb. 58. D 23 Katze. Rückenmark, Cervicalregion. Erhebliche Entmarkung in den Pyramidenvordersträngen bei *a* und in den Pyramidenseitensträngen bei *b*. Außerdem weitere unterschiedlich ausgeprägte Entmarkung in den übrigen weißen Strangarealen der Vorder- und Seitenstränge. Mittelgradige Entmarkung im Burdachschen bei *c*, keine im Gollschen Strang bei *d*. Markscheidenfärbung nach Heidenhain, 9,5:1

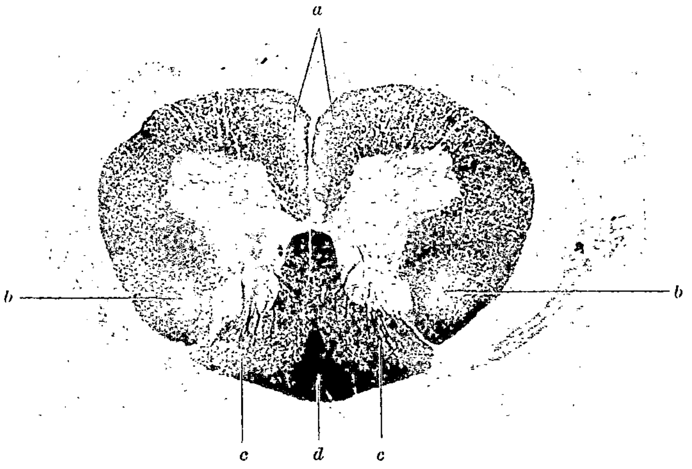

Abb. 59. D 23 Katze. Rückenmark, Cervicalregion. Ausschnitt aus Abb. 58. Erhebliche Entmarkung in beiden Pyramidenvordersträngen bei *a*, weniger ausgeprägt und in wechselnder Intensität auch in anderen Anteilen der Vorder- und Seitenstränge. Markscheidenfärbung nach Heidenhain, 27:1

Schädel wiederholt eine stumpfe Gewalt von Commotionsdosis einwirkte, ist erklärbar durch die vorliegenden sekundären Alterationen, wie disseminierte ischämisch veränderte Nervenzellen und fleckförmige und pseudolaminäre elektive Parenchymnekrosen sowie Gliaproliferation im Großhirnmarklager.

Sekundäre kreislaufbedingte Alterationen bestehen ebenfalls nach gehäufter, unmittelbar aufeinanderfolgender Gewalteinwirkung mit Subcommotionsdosen,

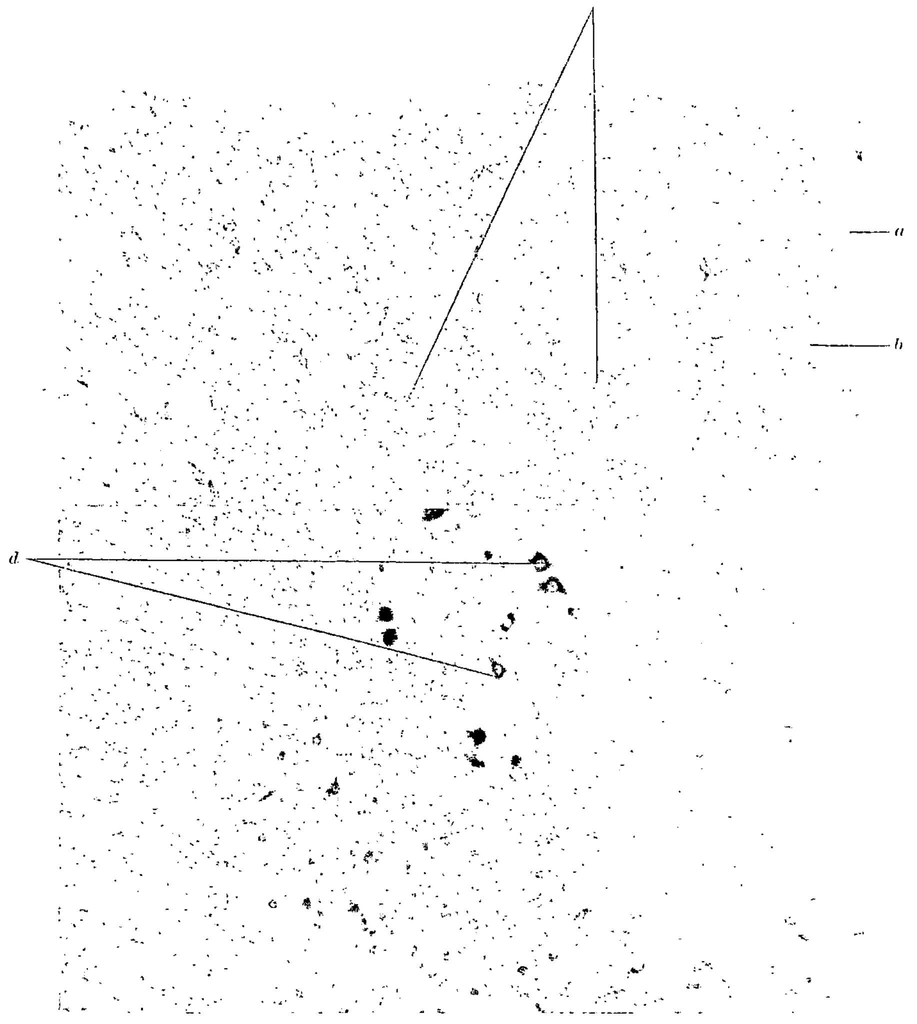

Abb. 60. D 26 Katze. Rückenmark, Cervicalregion. Ausschnitt aus Abb. 61, jedoch in anderer histologischer Technik. Bei *a* Fissura mediana ventralis, bei *b* Pyramidenvorderstrang, bei *c* Gliaproliferation im gesamten Vorderstrang. Bei *d* Vorderhorn mit intakten Vorderhornzellen und erheblicher Proliferation von Mikro- und Astroglia sowohl in der weißen als auch in der grauen Substanz. Die Gliaproliferation hält sich hier an kein bestimmtes Strangareal! Montage aus zwei Fotos. Nissl, 80:1

wenn die Überlebenszeit ausreichend ist. Es finden sich in der Großhirnrinde disseminiert ischämisch veränderte Nervenzellen, allerdings ist der Befund vergleichsweise gering ausgeprägt. Das Großhirnmarklager zeigt Gliazellproliferation. Es bestehen ausgedehnte Veränderungen am Kleinhirn. Aus dem klinischen Befund dieser Tiere kann bei Fehlen von primären traumatischen Veränderungen

auf ausgeprägte funktionelle Störungen geschlossen werden, wie z. B. die auftretenden Paresen zeigen.

Schwierig zu deuten ist hingegen die Proliferation von Glia in den *aufsteigenden
Bahnen*, besonders dem Gollschen und Burdachschen Strang. A. JAKOB suchte den
Befund damit zu erklären, daß bei einer Gewalteinwirkung (er führte meist nur

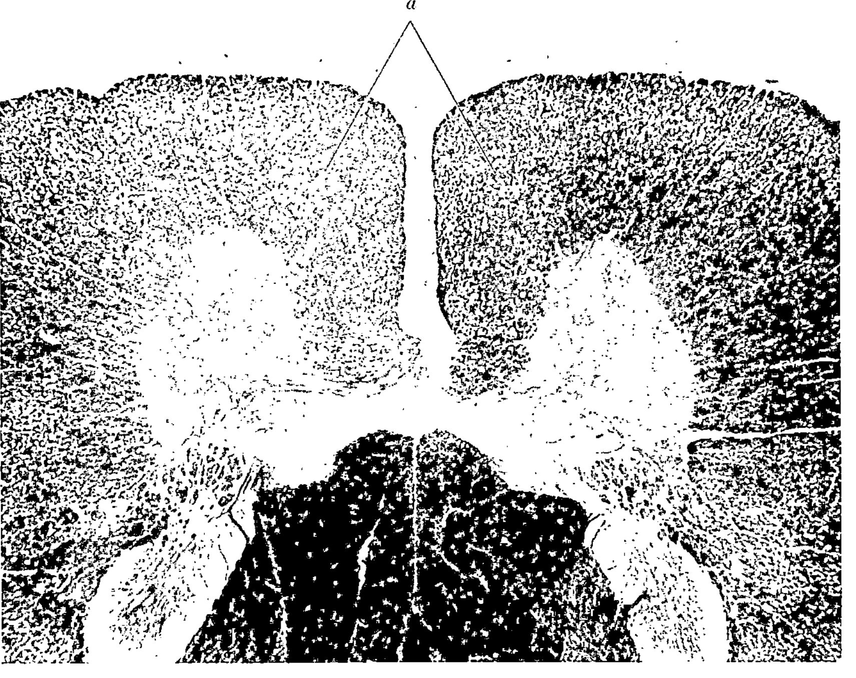

Abb. 61. D 26 Katze. Rückenmark, Cervicalregion. Erhebliche Entmarkung der Pyramidenvorderstränge
bei *a*, einseitig stärker ausgeprägt, aber auch in anderen Strangarealen der Vorder- und Seitenstränge.
Markscheidenfärbung nach Heidenhain, 24:1

Einzelexperimente aus) die Hinterwurzeln durch den Schlag mechanisch gereizt
würden und so die Gliazellproliferation erfolge.

Diffuse Gliazellproliferation im Rückenmark ohne Bezug zu bestimmten Projektionssystemen ist häufig. Hier ist zu bedenken, daß bei bestimmter Schlagrichtung — vor allem Schlagrichtung 5 — auch Anteile des Rückenmarks in den
kritischen Druckbereich geraten können und funktionelle oder morphologische
Veränderungen auslösen. Möglicherweise sind auch die Veränderungen in den aufsteigenden Bahnen so zu erklären.

d) Pathomorphologische Alterationen in der Ammonshornformation (Abb. 62—67)

Bei fünf Versuchstieren lagen ausgedehnte pathomorphologische Veränderungen
am Ammonshornband vor. Das Kaninchen D 8 und die Katzen D 37, D 28, D 16
und D 40 waren 3 bis 68 Gewalteinwirkungen mit einer Intensität von 8,3 bis
15,0 m/sec ausgesetzt.

Bei dem Kaninchen D 8 (drei Experimente mit 8,3 m/sec in eintägigen Abständen, spon-
taner Tod) lag bereits nach 84 Std ausgedehnter Nervenzellausfall mit beginnender Mikro-
gliazellproliferation vor.

Die Veränderungen am Ammonshornband bestanden nie isoliert; es lagen stets weitere sekundäre (D 37) und zusätzliche primäre traumatische Alterationen in Form von Gewebsdefekten vor. Der Nervenzellausfall trat entweder disseminiert,

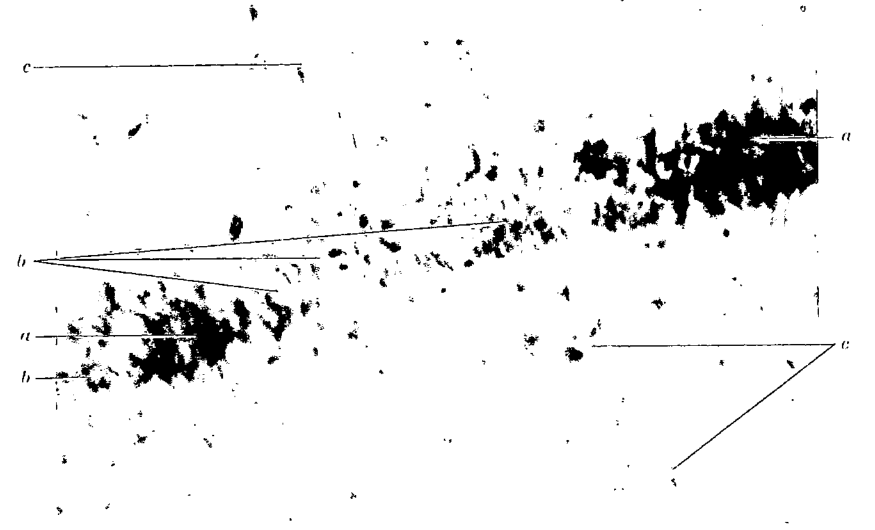

Abb. 62. D 8 Kaninchen. Ammonshorn. Fleckförmiger Ausfall von Nervenzellen im Ammonshornband in h_3, h_2 und h_1. Nur noch kleinere Inseln intakter Nervenzellen bei a, vor allem im sog. dorsalen resistenten Bandanteil h_2 bei b. Beginnende Mikrogliaproliferation. Fascia dentata bei c. Nissl, 20:1

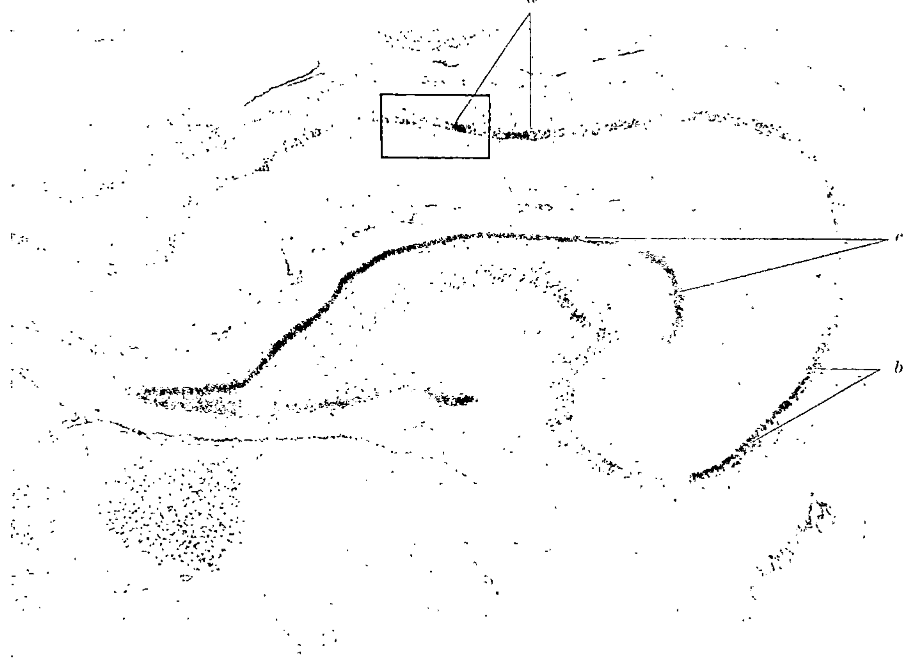

Abb. 63. D 8 Kaninchen. Ammonshornband. Ausschnitt aus Abb. 62. Zwei kleinere Inseln mit noch intakten Nervenzellen im Ammonshornband bei a. Dazwischen weitgehender fleckförmiger Nervenzellausfall bei b. Beginnende Mikroglia- und Astrogliaproliferation bei c. Nissl, 128:1

Abb. 64. D 37 Katze. Ammonshorn. Reihenweiser Ausfall von Nervenzellen im Ammonshornband in h₁ mit ausgeprägter Mikrogliaproliferation bei *a*. Nissl, 20:1

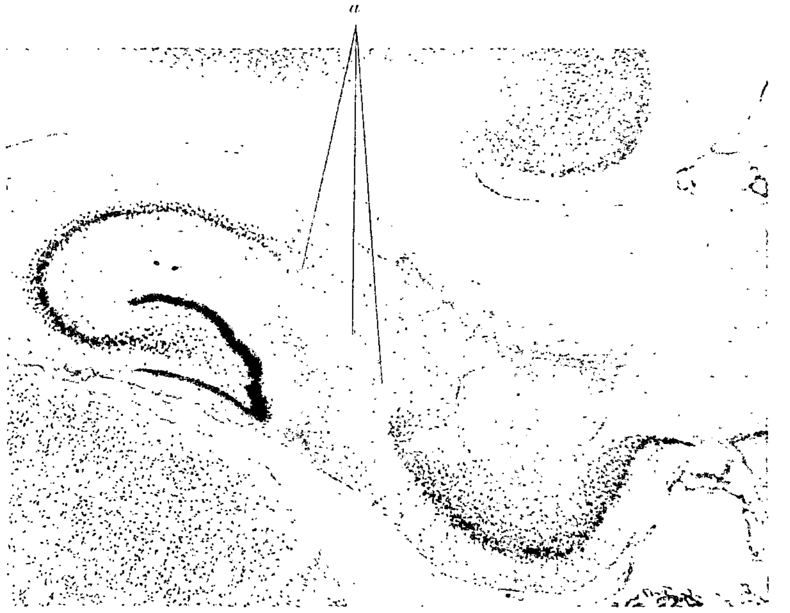

Abb. 65. D 37 Katze. Ammonshorn. Ausschnitt aus Abb. 64. Im linken Bildteil Übergang von den intakten Nervenzellen mit geblähtem und vergrößertem Kern in den Ausfallbereich. Ausgeprägte Mikroglia-, geringere Astrogliaproliferation. Nissl, 320:1

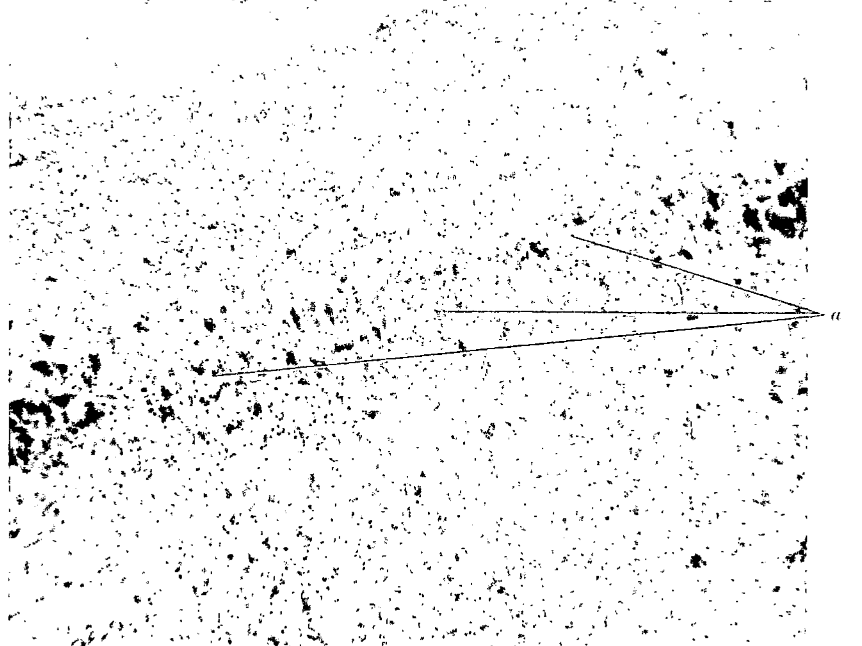

Abb. 66. D 40 Katze. Ammonshorn. Nervenzelluntergang in Teilen des dorsalen resistenten Bandanteils bis in den Hilus reichend. Vergleiche Ausschnittvergrößerung in Abb. 67. Ausgeprägte Mikro-, teils auch Makrogliaproliferation. Nissl, 20:1

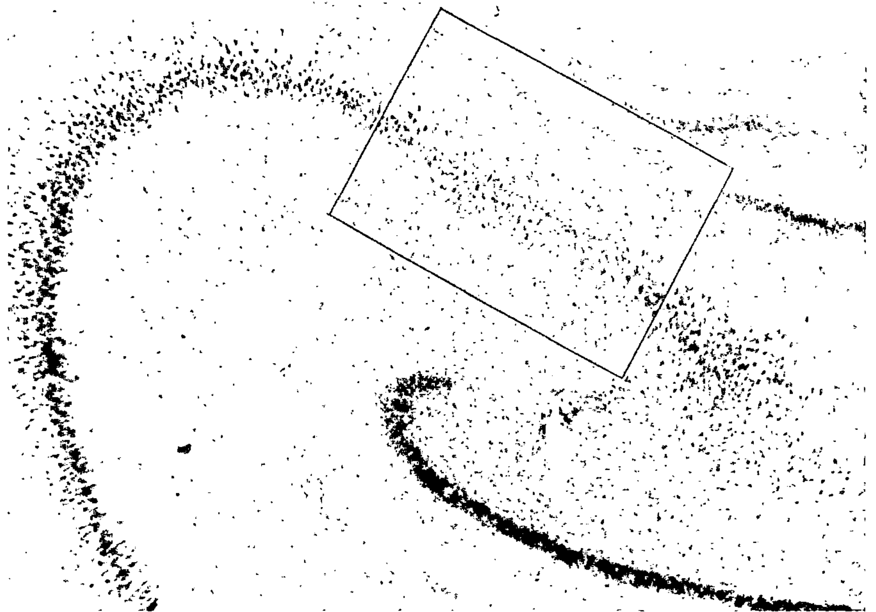

Abb. 67. D 40 Katze. Ammonshorn. Ausschnittvergrößerung aus Abb. 66. Nervenzellausfall in Teilen des dorsalen resistenten Bandanteils mit ausgeprägter Mikro- und Astrogliaproliferation bei a. Nissl, 80:1

bandförmig über verschiedene Felder oder topistisch begrenzt auf. Die Schnitt-
serie durch die gesamte Formation von D 28 zeigte die Verschiebung der Ausfälle
innerhalb der Formation. Der Nervenzellausfall bestand bei zwei Tieren (D 16
und D 28) beiderseits, bei den übrigen Tieren einseitig.

Kaninchen D 8 zeigte pathomorphologische Veränderungen diffus in h_3, h_2 und h_1 einer
Seite mit Inseln intakter Nervenzellen. Bei D 37 (Katze) bestand reihenweiser Ausfall im
sogenannten Sommerschen Sektor einer Seite, bei D 28 besonders im Sommerschen Sektor,
weniger im dorsalen restistenten Bandanteil und andeutungsweise in h_3 beiderseits, bei D 16
links in h_3 und h_1 sowie rechts in h_3 und geringer in h_2, bei D 40 von h_3 bis h_2 reichend.

An einer Gruppe von elf Versuchstieren, die gehäufte, unmittelbar aufeinanderfolgende, stumpfe Gewalteinwirkungen mit Subcommotionsdosen erhielt, wurden
keine Veränderungen am Ammonshornband beobachtet. Es ergab sich keine
Korrelation zwischen Ausmaß der pathomorphologischen Veränderungen der
Ammonshornformation und klinischen Erscheinungen, insbesondere kein Bezug
zu Häufigkeit der Krämpfe und Dauer der Bewußtlosigkeit. Tiere mit Ammons-
hornveränderungen wiesen sogar eine auffallend geringe Zahl von Krämpfen auf.

e) Die sogenannten Duret-Bernerschen Blutungen

Bei den Versuchstieren lagen — vor allem bei hoher Intensität der einwirkenden Gewalt — Blutungen im Hirnstamm vor, über die im folgenden gesprochen
werden soll. Noch in neueren Arbeiten ist häufig von sog. Duret-Bernerschen Blutungen die Rede. Es ist u. E. nicht richtig, die von beiden Autoren beschriebenen
pathomorphologischen Veränderungen als übereinstimmend aufzufassen.

DURET (1878) injizierte Versuchstieren nach Trepanation des Schädeldaches unter verschiedenem Druck Flüssigkeit in den Epiduralraum. Hierdurch kam es zu ausgedehnten
Gewebszerreißungen am Boden des IV. Ventrikels, Dilatation des Aquaeduktes und des
absteigenden Zentralkanals, hämorrhagischen Herden um den Zentralkanal und am Boden
des IV. Ventrikels. DURET glaubte, die Lokalisation der Schädigung entspreche den Stellen,
wo der Liquor aufpralle (Stellen mit plötzlicher Druckerhöhung). Falle die Stoßrichtung mit
der Achse des III. Ventrikels zusammen, so komme es zu einer Druckwelle an den Ventrikel-
wänden, die am Boden des III. Ventrikels gehemmt werde, zum sog. „Choc cephalo-rachidien".
Alle bei der Commotio cerebri entstehenden Läsionen würden durch Druck und Aufprall
des Liquors gegen die Ventrikelwände verursacht. DURET betont ausdrücklich, mit dieser
Versuchsanordnung erreiche man die gleichen Effekte wie durch Gewalteinwirkung auf den
intakten Schädel.
Die von BERNER (1930) beschriebenen Blutungen lagen in vorderen Abschnitten der Umgebung des IV. Ventrikels von Menschen, die ein Schädeltrauma erlitten hatten.

DAHL wiederholte die Versuche von DURET und kam zu der Ansicht, daß zwischen den Duretschen Blutungen am Tier und den Bernerschen Blutungen beim
Menschen grundlegende Unterschiede beständen. Er erklärte die Bernerschen Blutungen in der vorderen Hälfte des IV. Ventrikels durch banale agonale Kreislauf-
veränderungen.
Zunächst einige Bemerkungen zur Technik der Versuchsanordnung, wie sie
DURET ähnlich vornahm: Ein starrer, dickwandiger Zylinder, in dem ein Stempel
möglichst reibungsfrei gleiten kann, wird an dem unter Druck zu setzenden Körper
befestigt. Der gesamte Hohlraum wird bis zur Stempelunterfläche mit Flüssigkeit
gefüllt und die Gasbläschen entfernt. Es fällt ein Gewicht mit der Masse m (die

wesentlich größer sein soll als die Stempelmasse) aus der Höhe h auf den Stempel, der maximal um die Strecke Δx zusammengedrückt wird. Die inkompressible Flüssigkeit dehnt die Wand des Hohlkörpers, das Volumen ändert sich um ΔV. Die erzeugte Stoßdauer wird mit etwa 10 msec ermittelt. Es gilt auch hier die Überlegung, daß keine Druckwellen auftreten, wenn die Stoßdauer groß genug ist gegenüber der Laufzeit der Welle durch den Hohlkörper. Der an der Stempelstirnfläche herrschende Druck besteht gleichmäßig im gesamten Hohlkörper. Unrichtig ist die Annahme, von der Stirnfläche des Stempels liefen gradlinig Wellen zur gegenüberliegenden Fläche und alle anderen Abschnitte blieben von Wellenwirkungen verschont. Hinsichtlich Einzelheiten verweisen wir auf unsere Ausführungen an anderer Stelle (SELLIER u. UNTERHARNSCHEIDT). Es irrten also DURET und DAHL, wie sich aus der Mechanik ergibt, wenn sie annahmen, daß bei plötzlicher, kurzfristiger Einwirkung einer Flüssigkeitssäule auf die intakte Dura im Ventrikelsystem „Flüssigkeitswellen" entstehen, die an bestimmten Stellen — abhängig von der Richtung der einwirkenden Gewalt — auf das ventrikelnah liegende Gewebe einwirken und es zerstören.

Bei den *Duretschen Blutungen* handelt es sich um im Augenblick der Gewalteinwirkung auftretende rhektische Blutungen in der Umgebung des III. und IV. Ventrikels, experimentell erzeugt nach Trepanation des Schädeldachs durch plötzliche Druckerhöhung einer auf der Dura liegenden Flüssigkeitssäule. *Die Bernerschen Blutungen* in der gleichen Region treten präterminal auf bei Menschen, die ein gedecktes Schädeltrauma erlitten haben. Sie unterscheiden sich in ihrer formalen und kausalen Pathogenese von den Duretschen Blutungen.

PETERS, WELTE sowie SPATZ sahen ausgedehnte Blutungen in der Umgebung des III. Ventrikels und von Aquaedukt und Brücke lediglich bei Verletzten, die sofort nach der Gewalteinwirkung verstorben waren. PETERS hat besonders unterstrichen, daß diese Blutungen *nur rhektisch zu erklären* sind, weil das fehlende Intervall zwischen Gewalteinwirkung und Tod keine andere Deutung der Genese zulasse. KRAULAND bestätigte mit seinen Untersuchungen diese Ansicht, daß direkte Gefäßverletzungen vorliegen. WELTE beobachtete sie bei 9%, PETERS bei 10,2% der Verletzten.

Die Bernerschen Blutungen hingegen sind Folgen agonaler Veränderungen. Es handelt sich um Blutungen per diapedisin. „Die vielmals in der Umgebung des III. und IV. Ventrikels gefundenen diapedetischen, mikroskopisch kleinen Blutungen sind nach Untersuchungen von HARBITZ, ECK, DAHL, ELO, GANNER u. a. ein ganz unspezifischer Befund bei ganz unterschiedlichen Leiden. Sie sind meist Folge präterminaler Vorgänge" (PETERS).

Nun gibt es in Hirnstamm, Brücke und Medulla oblongata aber auch *rhektische Blutungen nach stumpfer Gewalteinwirkung auf den intakten Schädel,* die nicht durch eine Percussion-concussion verursacht sind, wie die Duretschen Blutungen. Aus unseren Untersuchungen können wir zahlreiche Beobachtungen beitragen. Einmal können neben primären mechanischen Alterationen in den Großhirnhemisphären gleichzeitig Veränderungen in Pons und Medulla entstehen. Diese traumatischen Alterationen werden besonders bei Tieren beobachtet, die unmittelbar nach der Gewalteinwirkung ad exitum kamen.

„Unmittelbar" bedeutet bei unseren Versuchen mit Katzen zwischen 2 und 8 min. Diese Tiere hatten durchweg eine mit künstlicher Atmung nicht zu überbrückende Atemlähmung, während das Herz immer noch mindestens 2 min weiterschlug. Einen sofortigen Tod Sekunden nach der Gewalteinwirkung konnten wir nie beobachten.

Multiple rhektische Blutungen im Pons-Medulla-oblongata-Bereich lassen vermuten, daß die Intensität der auf den Schädel einwirkenden Gewalt in Größenordnungen lag, die Substanzdefekte verursacht. Einen Hinweis liefern ja die oft gleichzeitig vorhandenen primären traumatischen Alterationen in anderen Teilen des Gehirns. Die Versuchstiere kommen meist bald ad exitum und nur in wenigen Fällen überlebt der Mensch oder das experimentell verletzte Tier diese primären traumatischen Alterationen.

Es bestehen u. E. keine Einwände dagegen, die rhektischen und diapedetischen Blutungen auf Grund ihrer Lokalisation herauszuheben — so wie Blutungen im Bereich des Balkens —, aber es scheint uns nicht richtig, in ihnen etwa das anatomische Substrat der Commotio cerebri zu sehen. Die genannten Blutungen wurden von manchen Autoren (NEUBÜRGER u. DIETRICH, ROSENHAGEN, WOLFF u. a.) unterschiedslos im Sinne von RICKER als Folgen lokaler Kreislaufstörungen verstanden. Diese setzen aber ein Intervall zwischen Gewalteinwirkung und Schädigungsfolge voraus, das nicht immer gegeben ist.

Es ist nach unseren Ausführungen irreführend, von sog. Duret-Bernerschen Blutungen zu sprechen. Wir müssen *unterscheiden zwischen rhektischen Blutungen* — solche nach Gewalteinwirkung auf den intakten Schädel und solche nach Trepanation (DURET) des Schädeldaches mit einwirkender Gewalt auf eine Flüssigkeitssäule — in Hirnstamm, Brücke und Medulla oblongata, die nur nach intensiver Gewalteinwirkung auftreten und in der Regel zum spontanen Tod führen, und *diapedetischen Blutungen*, die in den gleichen Regionen infolge Kreislaufstörungen erst nach längerem Intervall entstehen.

f) Übertragung der Tierversuche auf den Menschen

Aus der Übertragung der Tierversuche auf den Menschen ergibt sich, daß beim Menschen stumpfe Gewalteinwirkung mit bedeutend geringerer Intensität pathomorphologische Veränderungen und klinische Symptome bewirken kann (vgl. Kapitel zur Mechanik), denn je größer der Schädel ist, um so geringere Beschleunigungen sind notwendig, um den kritischen Druck zu erzeugen. Bei Sportlern kommt es oft zu wiederholten und gehäuften stumpfen Gewalteinwirkungen auf den Schädel. Die Gefährlichkeit des Boxens ist durch viele klinische Arbeiten und elektrencephalographische sowie neuropathologische Untersuchungen bekannt. Diese Arbeiten wurden u. E. viel zu wenig gewürdigt. Sie blieben ohne praktische Konsequenzen (Schutzbestimmungen für Amateur- und Berufsboxer, Boxen als Unterrichtsfach in der Schule u. a.). Fußballspieler, die Bälle „köpfen", sind gleichen Schädigungsmöglichkeiten ausgesetzt.

Die angewendeten Geschwindigkeiten lagen vergleichsweise unter solchen Intensitäten, wie sie Boxer gewöhnlich treffen. Ein guter Schwergewichtler vermag in eine lege artis geschlagene rechte Gerade nach vorsichtigen Schätzungen etwa 8 bis 10 m/sec zu legen[1]. Dieser Vergleich mit Boxern ist nur bedingt möglich, weil wir die Masse des Stoßkörpers und des gestoßenen Körpers nicht berücksichtigt haben.

---

[1] Über ausführliche Untersuchungen über die bei Kopftreffern von Boxern und anderen Sportlern auftretenden Geschwindigkeiten und Beschleunigungen berichten wir an anderer Stelle zusammen mit SELLIER.

Inwieweit Fahrzeuge und Werkzeuge durch Rütteln und Erschütterungen ebenfalls infolge Summation zu pathomorphologischen Alterationen am Gehirn führen können, muß durch weitere Untersuchungen geklärt werden. Die einwirkende mechanische Schädigung ist in ihrer Intensität zwar bedeutend geringer als die in unseren Versuchen angewandten, aber sie erfolgt in schnellerer Aufeinanderfolge und über ungleich längere Zeit. Unsere Untersuchungen haben gezeigt, daß die Gewalteinwirkung mit geringerer Intensität, die schnell aufeinanderfolgend in kurzen Intervallen einwirkte, zu schwereren pathomorphologischen Alterationen führte als solche mit größerer Intensität, wenn genügend lange Erholungszeiten dazwischen lagen.

Epileptiker erleiden zahlreiche gedeckte Schädelhirnverletzungen infolge der häufigen Stürze. Im allgemeinen ist die Gesamtzahl der generalisierten cerebralen Krampfanfälle und somit eine genaue Angabe über die Häufigkeit der Gewalteinwirkung nicht bekannt. Die interessante Krankengeschichte eines 28jährigen Epileptikers teilte H. NEUMANN mit, dessen Patient in 10 Jahren nachweislich 6022 generalisierte cerebrale Krampfanfälle erlitt. Höchstwahrscheinlich konnten noch weitere 900—1000 Anfälle dazugerechnet werden, um die richtigere Zahl von etwa 7000 Anfällen zu erhalten. Daneben traten bei dem Patienten unzählige petit maux und epileptische Dämmerzustände auf.

K. schlug häufig mit dem Kopf, meist mit dem Hirnschädel auf den Boden. Oft mußte die geplatzte Kopfschwarte geklammert oder genäht werden. Am Ende war der Kopf über und über mit schwartigen Narben bedeckt.

Das von NOETZEL untersuchte Gehirn zeigte an keiner Stelle Rindenprellungsherde. Normal weites Ventrikelsystem.

Die histologische Untersuchung ergab: Rindenatrophie in den Kleinhirnhemisphären mit nahezu völligem Ausfall der Purkinjezellen und Lichtung der Körnerzellschicht bei erhaltenem Wurm und Flocke, Ganglienzellausfall im Nucleus dentatus und in der Olive, erhebliche Ganglienzellschäden in der Großhirnrinde, stellenweise mit pseudolaminärer Erbleichung, im Thalamus, im Ammonshorn, weniger ausgeprägt im Striatum.

Aus der Tatsache, daß keine Rindenprellungsherde vorlagen, kann jedoch nach unseren experimentellen Ergebnissen nur geschlossen werden, daß der kritische negative Druck an der dem Stoß gegenüberliegenden Hirnseite nicht auftrat und daß die bei den Stürzen auf den Schädel einwirkende Beschleunigung bzw. Verzögerung stets weniger als 125 g betrug.

Beim menschlichen Schädel ist die Grenzbeschleunigung, bei der bereits Substanzdefekte auftreten können, 125 g; sie errechnet sich nach der Formel:

$$b_{\text{grenz}} = \frac{2 \cdot p_L}{l \cdot \varrho} \; ;$$

$$b_{\text{grenz}} = \frac{2 \cdot 1000}{16 \cdot 1} = 125\,\text{g}$$

Wird der Schädel mit einer Geschwindigkeit von etwa 6 m/sec $\backsimeq$ 20 km/Std auf einer Strecke von 1 cm abgebremst, so entsteht eine Beschleunigung von 180 g. Beim Fall eines Menschen von 1,80 m Größe auf den Schädel tritt diese Geschwindigkeit auf. Fällt er mit dem Kopf auf Steinboden, so wird der Schädel auf weniger als 1 cm Strecke auf $v = 0$ abgebremst und es treten g-Zahlen auf, die bereits zu „Contrecoup-Effekten" führen können.

Nach vorsichtiger Schätzung hat in den 10 Jahren mehrere tausend Mal eine stumpfe Gewalt mit Commotions- oder Subcommotionsdosen — teils gehäuft —

in kurzen Abständen hintereinander auf den Schädel eingewirkt. (Bei den nächtlichen Anfällen kann eine Gewalteinwirkung auf den Schädel wegen der weichen Lagerung wohl ausgeschlossen werden.) Die am Gehirn nachgewiesenen pathomorphologischen Alterationen entsprechen denen unserer Versuchstiere. Während im Tierversuch wiederholte Gewalteinwirkung mit Commotionsdosen in ein- bis zweitägigen Abständen ein anderes Ausbreitungsmuster der Schädigung besitzt als die mit gehäuft unmittelbar aufeinanderfolgender Subcommotionsdosis (vgl. S. 72 u. 79), liegt in dem besprochenen Fall eine Mischform beider Schädigungsmuster vor, sehr wahrscheinlich, weil bei den Stürzen sowohl Commotions- als auch Subcommotionsdosen in unterschiedlichen Zeitabständen wirksam wurden. Man wird daher diskutieren müssen, ob die am Gehirn gefundenen morphologischen Veränderungen sowohl Folge der zahlreichen generalisierten cerebralen Anfälle als auch der wiederholten stumpfen Gewalteinwirkung auf den Schädelinhalt waren.

C. Zusammenfassung

1. Es wurde der Effekt einmaliger, wiederholter und gehäufter stumpfer Gewalteinwirkung auf den Schädel an 59 Tieren (13 Kaninchen und 46 Katzen untersucht. Die Einwirkung erfolgte mit der von FOLTZ, JENKNER u. WARD angegebenen „concussion gun" mit *Geschwindigkeiten* von 7,1 bis 18,3 m/sec (entsprechend 22,0 bis 66,0 km/Std). Da die Masse des auf den Schädel treffenden Bolzens bekannt war, ließen sich die *Beschleunigungen*, die dem Schädel erteilt wurden, errechnen; sie wurden außerdem an Katzen und Kaninchen experimentell ermittelt. Für gewöhnlich erfolgte die Gewalteinwirkung aus Schlagrichtung 5 (von oben). Nur bei fünf Katzen wurde Schlagrichtung 1 (von hinten) gewählt. Der Schädel war stets frei beweglich (Beschleunigungstrauma).

2. Ergebnisse physikalischer Untersuchungen zur Mechanik der stumpfen Gewalteinwirkung auf den Schädel, soweit sie für das Verständnis der Pathomorphologie notwendig sind, werden zusammenfassend dargestellt[1].

3. Bei den pathomorphologischen Untersuchungen wurde scharf zwischen *primären*, im Moment der Gewalteinwirkung entstandenen, direkt mechanisch bewirkten („passiven", SPATZ) und *sekundären*, kreislaufbedingten („reaktiven", SPATZ) Veränderungen unterschieden.

4. Während *einmalige* stumpfe Gewalteinwirkung mit einer „*Subcommotionsdosis*" (Geschwindigkeit der einwirkenden Gewalt 7,1 bis 8,3 m/sec entsprechend einer dem Schädel erteilten Beschleunigung von 190 g beim Kaninchen, von 205 g bei der Katze) weder zu Auffälligkeiten im Verhalten noch zu gewebichen Veränderungen am Gehirn führte, kam es nach *gehäufter*, unmittelbar aufeinanderfolgender Anwendung der gleichen Intensität bei Fehlen von primären traumatischen Alterationen zu ausgeprägten sekundären, kreislaufbedingten morphologischen Veränderungen. Solche gewebichen Alterationen fanden sich vorwiegend im Kleinhirn, gekennzeichnet durch Ausfall von Purkinjezellen, vor allem an den Kuppen der Läppchen des Kleinhirnwurmes, Lichtung der Körnerzellschicht mit

---

[1] Eine ausführliche Darstellung, inwieweit sich gewebliche Veränderungen und physikalische Größen einer stumpfen Gewalteinwirkung auf den Schädel aufeinander beziehen lassen, erfolgt an anderer Stelle (SELLIER u. UNTERHARNSCHEIDT).

entsprechender Reaktion der Glia sowie Gliaproliferation in den Markstrahlen und im Kleinhirnmarklager. Die Veränderungen am Großhirn traten zurück. Sie bestanden in disseminierten ischämischen Veränderungen der Nervenzellen und einer mäßigen Proliferation der Glia des Großhirnmarks.

5. Wenn bei der Katze durch *einmalige* stumpfe Gewalteinwirkung klinische Erscheinungen der voll ausgebildeten *Commotio cerebri* (die Geschwindigkeit der einwirkenden Gewalt betrug 8,3—9,4 m/sec entsprechend einer Beschleunigung von 280—400 g) erzeugt worden waren, konnten mit den heute gebräuchlichen Untersuchungsmethoden keine morphologischen Veränderungen festgestellt werden („spurlose Vorgänge"). Nervenzelluntergang, wie ihn DEY, FOX, GROAT, MAGOUN, SIMMONS, WINDLE u. a. in bestimmten Kerngebieten nach einmaliger Gewalteinwirkung beschrieben haben, konnte nicht nachgewiesen werden; es fanden sich ferner keinerlei Anhaltspunkte für eine Proliferation der Glia. Nach *wiederholter* stumpfer Gewalteinwirkung mit der gleichen Intensität in ein- bis zweitägigen Abständen ließen sich jedoch in der Großhirnrinde neben den genannten disseminierten ischämischen veränderten Nervenzellen ausgedehnte fleckförmige und pseudolaminäre Parenchymnekrosen nachweisen. Bei stumpfer Gewalteinwirkung mit Intensitäten, die einmalig angewendet keine sichtbaren geweblichen Veränderungen hervorrufen, können also nach wiederholter und gehäufter Anwendung sekundäre, kreislaufbedingte morphologische Alterationen auftreten.

6. Es kann demnach ein *Hirndauerschaden* nach stumpfer Gewalteinwirkung auf den Schädel trotz fehlender primärer Verletzung als Folge kreislaufbedingter Störungen resultieren. Von wesentlichem pathoplastischen Einfluß ist der zeitliche Abstand, in dem die Schläge erfolgen.

7. Bei unterschwelligen Intensitäten waren gehäufte, unmittelbar aufeinanderfolgende Schläge erforderlich, um Bewußtseinsstörungen auszulösen („Summationstyp"). Wenn die Gewalteinwirkung mit größerer Intensität erfolgte, so daß schon nach dem ersten Versuch Bewußtlosigkeit vorlag, dann nahm deren Dauer nach wiederholten Versuchen ab und in manchen Fällen trat schließlich keine Bewußtlosigkeit mehr auf: es erfolgte also eine Adaptation an die Gewalteinwirkung. Der „*Summationstyp*" tritt bei Subcommotionsdosen, der „*Adaptationstyp*" bei Geschwindigkeiten der auf den Schädel einwirkenden Gewalt auf, die mehr als 9,4 m/sec betrugen und zumindest eine Commotio cerebri bewirkten.

8. Bei Kaninchen traten bei einer Geschwindigkeit von 8,3 m/sec (in wenigstens eintägigen Abständen) in 38,5% der Fälle und bei 9,4 m/sec in 40,5% *Krämpfe* auf. Hingegen krampften Katzen erst nach einer Intensität von 9,4 m/sec und dann nur in 3,4%. Die Kaninchen krampften also bei gleicher Intensität 12mal häufiger als die Katzen. Demnach ist die Krampfschwelle unter gleichen Versuchsbedingungen bei Kaninchen erheblich niedriger als bei Katzen. Beide Tierarten krampften in der zweiten Versuchshälfte weniger als in der ersten, so daß offenbar auch bezüglich der Krämpfe eine Adaptation an die einwirkende Gewalt erfolgte. Krämpfe, die nach der genannten Intensität auftreten, sind nicht auf Blutungen oder Nekrosen zu beziehen (also nicht fokal zu deuten).

9. Mehrstündige reversible *Paraparesen* der Vorderläufe bei Katzen traten zum erstenmal nach fünfmaliger stumpfer Gewalteinwirkung (unmittelbar hintereinander) mit einer Geschwindigkeit von 7,1 m/sec auf, ohne daß stets gleichzeitig

Bewußtseinsstörungen vorlagen. Diese Paraparesen können bei Serien von zehn unmittelbar aufeinander folgenden Schlägen mehrere Tage bestehen bleiben. Nach Wiederholung der Schläge in den folgenden Tagen nahmen Häufigkeit und Dauer der Paresen ab, bis sie schließlich — bei gleichbleibender Intensität — gar nicht mehr auftraten: es erfolgte auch hier eine Adaptation an die einwirkende Gewalt. Nach Erhöhung der Intensität auf 8,3 m/sec bewirkten zehn unmittelbar aufeinanderfolgende Schläge ausgeprägte, reversible Paraparesen der *Vorderläufe;* 15 solcher Schläge verursachten sogar eine vollständige, schlaffe *Tetraparese.* Die Paresen der Hinterläufe bildeten sich in den folgenden Tagen bis auf eine deutliche Schwäche zurück, an den Vorderläufen waren sie irreversibel.

10. Geschwindigkeiten von 10,5 m/sec (entsprechend einer dem Katzenschädel erteilten Beschleunigung von etwa 400 g) und höhere Geschwindigkeiten bewirken durchweg ausgeprägte *primäre* traumatische Alterationen im Sinne der Contusio cerebri; sie bestehen in Rhexisblutungen und evtl. Nekrosen an der Stoßstelle, unter Umständen auch an der dem Stoß gegenüberliegenden Stelle. Bei 13,6 m/sec lassen sich längere Versuchsreihen wegen des Ausmaßes der primären traumatischen Veränderungen nicht durchführen. Auf den Schädel von Katzen einwirkende Geschwindigkeiten von 17,2 bis 18,3 m/sec führen zum Tode.

11. Außer der Intensität der einwirkenden Gewalt spielt die *Stoßrichtung* eine wesentliche Rolle hinsichtlich der Überlebenszeit und der Lokalisation sowie der Ausdehnung der morphologischen Alterationen. Fünf Katzen, welche die Schläge aus Richtung 1 (von hinten) erhielten, kamen bereits nach der Intensität von 13,6 und 15,0 m/sec ad exitum. Dies erklärt sich daraus, daß bei Schlagrichtung 1 mit dem größeren (sagittalen) Durchmesser des Schädelinnenraumes eine geringere Beschleunigung erforderlich ist, als bei einem kleineren (senkrechten) Durchmesser.

12. Bei den sogenannten *Duret-Bernerschen Blutungen* sind die rhektischen von den diapedetischen Blutungen zu trennen; sie unterscheiden sich in ihrer formalen und kausalen Pathogenese.

13. Fünf Tiere zeigten, neben anderen sekundären traumatischen Alterationen, Veränderungen in der Ammonshornformation. Der Nervenzellausfall trat entweder disseminiert, bandförmig über verschiedene Felder verteilt, oder topistisch begrenzt auf.

14. Häufig lag *Gliazellproliferation* im Bereich der ab- und aufsteigenden Bahnen vor bei Tieren mit primären oder auch nur sekundären Alterationen. Markscheidenpräparate zeigten in den entsprechenden Abschnitten Entmarkungen. Bei einigen Tieren bestand diffuse Gliazellproliferation im Rückenmark ohne Bezug zu bestimmten Projektionssystemen.

15. Unsere Untersuchungen zeigten, daß wiederholte und gehäufte stumpfe Gewalteinwirkung auf den Schädel mit einer Intensität, die — einmalig angewandt — keine klinischen Erscheinungen und morphologischen Veränderungen setzt, bereits zu einem traumatischen *Hirndauerschaden* als Folge reaktiver Vorgänge mit klinischen Erscheinungen führen kann. Wir wandten in unseren Versuchen Intensitäten an, die unter verschiedenen Bedingungen auch das menschliche Gehirn treffen. Allerdings findet sich *beim Menschen* eine solche Wiederholung und Häufung von stumpfer Gewalt nur selten, nämlich bei Fußballspielern, die Bälle „köpfen", bei Boxern sowie evtl. bei Epileptikern mit gehäuften Stürzen

während der Anfälle. Nur in solchen Fällen wäre eine Übertragung der von uns im Tierexperiment gewonnenen Ergebnisse auf den Menschen ohne weiteres möglich. Beim Vergleich zwischen den Verhältnissen im Tierversuch und beim Menschen ist zu bedenken, daß beim Menschen allerdings schon eine bedeutend geringere stumpfe Gewalteinwirkung morphologische Veränderungen und klinische Symptome bewirken kann (vgl. physikalischen Abschnitt).

16. Während bisher die Bedeutung der direkten traumatischen morphologischen Veränderungen im ZNS nach stumpfer Gewalteinwirkung vielfach überschätzt wurde, haben unsere Untersuchungen die erstrangige Bedeutung und das Ausmaß der sekundären kreislaufbedingten Hirngewebsschäden ausdrücklich hervorgehoben.

D. Literatur

Im vorliegenden Literaturverzeichnis sind nur diejenigen Arbeiten erfaßt, die sich mit *experimentellen* Untersuchungen über Schädelhirnverletzungen befassen und solche, die wegen ihrer grundsätzlichen Bedeutung wesentlich sind. Ein ausführliches Literaturverzeichnis findet sich bei SELLIER u. UNTERHARNSCHEIDT sowie in den Arbeiten von BAY, COURVILLE, DENNY-BROWN, FAUST, HOLUB, KATZENSTEIN, LOEW, PETERS, REICHARDT, RICKER u. DÖRING, SPATZ, TÖNNIS, WANKE sowie ZÜLCH.

ABERCROMBIE, J.: Pathological and practical researches on diseases of the brain and the spinal cord. Edinburgh: Waugh & Innes 1828.

AIRD, R. B., and L. A. STRAIT: Neurophysiological studies on experimental cerebral concussion. Res. Publ. Ass. nerv. ment. Dis. 24, 283—295 (1945).

— — D. ZEALER and M. HRENHOFF: Neurophysiological studies on cerebral concussion. Trans. Amer. neurol. Ass. 72, 89—92 (1947).

ALESSI, U.: Contributo allo studio delle lesioni cerebrali prodotte sperimentalmente. Rif. med. 1896.

ALQUIÉ, A.: Étude clinique et experimentale de la commotion traumatique ou ebranlement de l'encephale. Gaz. méd. Paris 20, 226, 254, 314, 382, 396, 463, 500 (1865).

ALTMANN, H. W.: Zur Morphologie der Wechselwirkung von Kern und Cytoplasma. Verh. dtsch. Ges. Naturf. u. Ärzte 98. Vers., Freiburg 1954, S. 60—68. Berlin-Göttingen-Heidelberg: Springer 1955.

— u. H. SCHUBOTHE: Funktionelle und organische Schädigungen des Zentralnervensystems der Katze im Unterdruckexperiment. Beitr. path. Anat. 107, 3—216 (1942).

ANZELIUS, A.: The Effect of an Impact on a Spherical Liquid Mass. In: M. SJØVALL, The Genesis of Scull and Brain Injuries. Acta path. microbiol. scand. Erg.-Bd. 48 (1943).

BAFFONI, G. M.: Contributo alla conoscenza della morfogenesi e dell' istogenesi cerebellare. Arch. Zool. ital. 41, 112 (1956).

BAILEY, P.: Diseases of the nervous system resulting from accident and injury. New York: Appleton & Co. 1908.

BAKAY, L.: The blood brain barrier. Springfield (Ill.): Thomas 1956.

BALTHASAR, K. G.: The histology of aimed hypothermal brain injuries in cats. J. Neuropath. exp. Neurol. 15, 211—212 (1956).

BARCROFT, J.: Die Atmungsfunktion des Blutes. Berlin: Springer 1932.

BAY, E.: Ein Beitrag zur Frage der traumatischen Hirnstammschädigung und zum Commotionsproblem. Dtsch. Z. Nervenheilk. 149, 284—301 (1939).

— Commotio, Contusio, Compressio cerebri. Eine historische Betrachtung. Nervenarzt 22, 136—137 (1951).

— Die traumatischen Hirnschädigungen. In: Hdb. d. inn. Med., Bd. V/3, S. 373—432. Berlin-Göttingen-Heidelberg: Springer 1953.

— Die traumatischen Hirnschädigungen, ihre Folgezustände und ihre Begutachtung. Fortschr. Neurol. Psychiat. 21, 151—181 (1953).

BAY, E.: Spätschädigungen gedeckter Hirnverletzungen unter besonderer Berücksichtigung ihrer Begutachtung. Mschr. Unfallheilk. 57, 268—276 (1954).

BECK, B.: Die Schädelverletzungen. Freiburg: Fr. Wagner 1865.

BECKER, H.: Die Bedeutung der arteriellen Grenzzonen für die Pathologie der Hirndurchblutung. Dtsch. Z. Nervenheilk. 164, 560—568 (1950).

— Tierexperimentelle Untersuchungen über die Bluthirnschranke. S.-B. phys.-med. Ges. Würzb. 66, 140 (1952).

— Retrograde und transneuronale Degeneration der Neurone. Abh. d. math. naturwiss. Kl. d. Akad. d. Wiss. u. Lit. in Mainz. Wiesbaden: F. Steiner 1953.

— u. J. GERLACH: Die Bedeutung der Permeabilitätsstörung für die Entstehung der Hirnvolumenvermehrung. Z. ges. exp. Med. 120, 51—71 (1952).

— u. G. QUADBECK: Tierexperimentelle Untersuchungen über die Funktionsweise der Bluthirnschranke. Z. Naturforsch. 7b, 493—497 (1952).

— — Untersuchungen über Funktionsstörungen der Bluthirnschranke bei O_2-Mangel und Kohlenoxydvergiftung mit dem neuen Schrankenindikator Astraviolett FF. Z. Naturforsch. 7b, 498 (1952).

BECKER, R. F., R. A. GROAT and W. F. WINDLE: Effects of concussion upon the retention of learning in the guinea pig. Fed. Proc. 4, 6 (1945).

— — — Study of learning and memory in guinea pigs suffering brain concussion. Fed. Proc. 5, 7 (1946).

BERGMANN, E. v.: Die Lehre von den Kopfverletzungen. Stuttgart: Enke 1880.

BERING jr., E. A., J. A. TAVEN, J. D. McMURREY and W. F. BERNHARD: Studies on hypothermia in monkeys. II. The effect of hypothermia on the general physiology and cerebral metabolism of monkey in the hypothermic state. Surg. Gynec. Obstet. 102, 134—138 (1956).

BERNER, O.: Über kleine, aber tödlich verlaufende, traumatische Hirnblutungen, die sog. „DURETschen Laesionen". Virchows Arch. path. Anat. 277, 386—419 (1930).

— Weitere Beiträge zur Pathologie der traumatischen Gehirnblutungen. Skr. norske. Vidensk.-Akad. I. Mat.-nat. Kl. Nr. 5, (1933).

— Question of „DURETs hemorrhages" as diapedesis hemorrhages which require long time for development. Norsk. Mag. Laegevidensk. 97, 284—288 (1936).

— La theorie de DURET sur le choc cephalo-rachidien et les études plus recentes sur la commotion cerebrale. Presse méd. 44, 1055—1058 (1936).

BIELSCHOWSKY, M., u. M. WOLFF: Zur Histologie der Kleinhirnrinde. J. Psychol. Neurol. (Lpz.) 4, 1—23 (1904).

BIKELES, G.: Zur pathologischen Anatomie der Hirn- und Rückenmarkserschütterung. Arb. Institut für Anatomie u. Physiol. d. Centralnervensystems. Leipzig u. Wien: Deuticke. 3, 102—118 (1895).

BLACK, A. N., B. D. BURNS and S. ZUCKERMAN: An experimental study of the wounding mecanism of high velocity missiles. Brit. med. J. 1941/II, 872—874.

BODECHTEL, G.: Zur Bedeutung des vasalen Faktors beim Hirntrauma. Dtsch. Z. Nervenheilk. 140, 286—307 (1936).

BOIREL, A.: Traité de plaies de la tête. 1677.

BORNSTEIN, M. B.: Presence and actions of acetylcholine in experimental brain trauma. J. Neurophysiol. 9, 349—366 (1946).

BRAIN, W. R., and E. B. STRAUSS: Recent advances in neurology. Injuries of the brain. London: Churchill 1947.

BRESLAUER, F., Hirndruck und Schädeltrauma. Grenzgeb. Med. Chir. 29 715 (1917).

BRESLAUER-SCHÜCK, F.: Physiologische Betrachtungen zur Lehre von der Gehirnerschütterung. Bruns Beitr. klin. Chir. 121, 590—592 (1921).

BRIERLEY, J. B.: The prolonged and distant effects of experimental brain injury on cerebral blood vessels as demonstrated by radioactive indicators. J. Neurol. Neurosurg. Psychiat. 19, 202—208 (1956).

BRITTON, S. W., E. L. CORREY and G. A. STEWART: Effects of high acceleratory courses and their alleviation. Amer. J. Physiol. 146, 33—51 (1946).

BROMAN, T.: The permeability of the cerebrospinal vessels in normal and pathological conditions. Kopenhagen: Munksgaard 1949.

BROWN, G. W., and M. L. BROWN: Cardiovascular respones to experimental cerebral concussion in the rhesus monkey. Arch. Neurol. Psychiat. 71, 707—713 (1954).

Brown, G. W., and M. Hines: Cardiovascular and respiratory changes associated with experimental concussion in dog. Air Force Techn. Rep. 6, 37 (1951).
— M. L. Brown and M. Hines: Effects of experimental concussion on blood flow, arterial pressure and cardiac arrest. Amer. J. Physiol. 170, 294—300 (1952).
Bruns, V. von: Die chirurgischen Krankheiten und Verletzungen des Gehirns und seiner Umhüllungen. Hdb. d. prakt. Chirurgie. Tübingen 1854.
Bryant, T.: Lecture on cranial and intracranial injuries. 1888/II, Lancet 405—410.
Büchner, F., u. U. Luft: Hypoxaemische Veränderungen des Zentralnervensystems im Experiment. Beitr. path. Anat. 96, 549—560 (1936).
Bürckle de la Camp, H.: Erfahrungen bei frischen traumatischen Hirnschädigungen. Langenbecks Arch. klin. Chir. 270, 392—398 (1951).
— Akute Allgemeinerscheinungen bei schweren Verletzungen. Zbl. Chir. 84, 992—994 (1959).
— Zur Beobachtung, Beurteilung und Wiedereingliederung Schädel-Hirnverletzter. Dtsch. med. J. 11, 1 (1960).
Butler, E. G., W. O. Puckett, E. N. Harvey and J. H. McMillen: Experiments on head wounding by high velocity missiles. J. Neurosurg. 2, 358—363 (1945).
Campbell, B., S. C. Peterson and R. Novick: Early changes induced in Purkinjecells of rabbit by single massive doses of roentgen rays. Proc. Soc. exp. Biol. (N. Y.) 61, 353—355 (1946).
Camps, F.: The mechanism of head injuries. II. Internat. Congr. Neuropath., London, p. 469—471, 1955.
Cannon, W. B.: Cerebral pressure following trauma. Amer. J. Physiol. 6, 91 (1902).
Cassasa, C. B.: Multiple traumatic cerebral hemorrhages. Proc. N. Y. path. Soc. 24, 101—106 (1924).
Chason, J. L., B. F. Haddad, J. E. Webster and E. S. Gurdjian: Changes in cell structure following sudden increases in intracranial pressure. II. Internat. Congr. Neuropath., London, p. 473—476 (1955).
Chipault, A., et J. Braquehaye: Études graphiques sur les fractures indirectes de la base de crâne: définition et méchanisme. Arch. gén. med. 4, 279—296, 394—404, 665—701 (1895).
Chopart: Sur les lesions de la tête par contre-coup. Mem. sur les sujets proposes pour le prix de l'Acad. roy. de chir. 4, p. 91—420. Nouvelle Edition. Paris: Menard et Desenne 1819.
Christomanos, A., u. W. Scholz: Klinische Beobachtungen und pathologisch-anatomische Befunde am Zentralnervensystem mit Thiophen vergifteter Hunde (Beitr. zur Frage der Elektivität von Giftwirkungen im Zentralnervensystem). Z. Neurol. 144, 1—20 (1933).
Clark, S. L., and J. W. Ward: The electroencephalogram in concussion and related states in the cat. Anat. Rec. 80, 10 (1944).
— — The effect of rapid compression waves on animals submerged in water. Surg. Gynec. Obstet. 77, 403—412 (1943).
Clasen, R. A., R. R. Prouty, W. G. Bingham, F. A. Martin and G. M. Hass: Treatment of experimental cerebral edema with intravenous hypertonic glucose, albumin and dextran. Surg. Gynec. Obstet. 104, 591—606 (1957).
Coiter, V.: Externarum et internarum principalium humani corporis partium tabulae, atque anatomicae exercitationes observationes que variae. Noribergae, Gerlatzeni, 1573.
Cooke, P., R. A. Clasen, F. Martin, J. R. Williams and G. M. Hass: Changes in water content and electrical activity of the cerebrum following acute closed cerebral injury. Central Association of Electroencephalographers. St. Louis (Miss.), Oct. 27, 1956; ref. in Electroenceph. clin. Neurophysiol. 9, 176 (1957).
Courville, C. B.: Coup-contrecoup mechanism of craniocerebral injuries. Some observations. Arch. Surg. 45, 19—43 (1942).
— The mechanism of coup-contrecoup injuries of the brain. A critical review of recent experimental studies in the light of clinical observations. Bull. Los Angeles neurol. Soc. 15, 72—86 (1950).
— Commotio cerebri. Los Angeles (Calif.): San Lucas Press 1953.
Dahl, B.: Pathologisch-anatomische und experimentelle Untersuchungen über die sog. Duret-Bernerschen Blutungen mit besonderer Berücksichtigung ihrer gerichtlich-medizinischen Bedeutung und ihrer Beziehungen zur Commotio cerebri. Dtsch. Z. ges. gerichtl. Med. 29, 366—398 (1938).

DEGE, A.: Die gedeckten oder geschlossenen Hirnverletzungen; Commotio, Compressio, Contusio cerebri traumatica. In: Neue Deutsche Chirurgie, Bd. 18, Teil 1, Stuttgart: Enke 1920.

DE LISI, L.: Richerche sperimentali sulle alterazioni nervose centrali degli animali sottoposti a commozione cerebrale. Riv. sper. Freniat. 51, 249—312 (1915).

DENNONVILLIERS, C. P.: In A. BERARD, C. P. DENNONVILLIERS et L. A. GOSSELIN: Compendium de chirurgie practique, Vol. 2, 1851. Paris: Labé et Asselin 1854.

DENNY-BROWN, D.: Cerebral concussion. Physiol. Rev. 25, 296—325 (1945).

— and W. R. RUSSELL: Experimental cerebral concussion. Brain 64, 93—164 (1941).

DENST, J., TH. W. RICHEY and K. NEUBUERGER: Diffuse traumatic degeneration of the cerebral gray matter. J. Neuropath. 27, 450—460 (1958).

DETTLING, J.: Physikalische Grundlagen des Autounfalles. Eidgen. Gesundheitsamt 1938.

DEUCHER, P.: Experimentelles zur Lehre vom Gehirndruck. Dtsch Z. Chir. 35, 145—191 (1892/93).

DIXON, K. C.: Mechanism of cerebral concussion. Lancet 1940/II, 360.

DIXON, T. S., and A. MEYER: Respiration of brain. Biochem. J. 30, 1577—1582 (1936).

DONDERS, F. C.: Die Bewegungen des Gehirns und die Veränderungen der Gefäßfüllung der Pia mater, auch bei geschlossenem, unausdehnbarem Schädel unmittelbar beobachtet. Schmidts Jb. 69, 16—20 (1851).

DOW, R. S., G. ULETT and J. RAAF: Electroencephalographic studies in head injuries. J. Neurosurg. 2, 154—169 (1945).

— — and A. TUNTURI: Electroencephalographic changes following head injuries in dogs. J. Neurophysiol. 8, 161—172 (1945).

DURET, H.: Études experimentales et cliniques sur les traumatismes cérébraux. Théses de Paris, 1878.

— Sur les mechanisme des fractures de crâne. Arch. gen. Chir. 4, 689—706 (1910).

— Commotions graves, mortelles, sans lésions (commotions pures) et lésions cérébrales étendues sans commotion dans les traumatismes cranio-cérébraux. Rev. neurol. 36, 888—900 (1920).

— Traumatismes cranio-cérébraux. Vol. 2, Part. 1. Paris: Alcan 1920.

ECK, H.: Über die Bedeutung der DURET-BERNERschen Blutungen bei der Gehirnerschütterung. Beitr. path. Anat. 104, 390—401 (1940).

EDEN, K., and J. W. ALDREN-TURNER: Loss of counsciousness in different types of head injury. Proc. roy. Soc. Med. 34, 685—691 (1941).

ELO, O.: zit. n. G. PETERS.

ESSER, A.: Die Verletzungen der Hirnrinde bei stumpfer Gewalteinwirkung auf den Schädel. Arch. orthop. u. Unfall-Chir. 33, 10—106 (1933).

— Entstehung, Lokalisation und Vernarbung von Hirnrindenverletzungen bei stumpfer Gewalt. Mschr. Unfallheilk. 40, 385—398 (1933).

EVANS, J. P.: Acute head injury. Springfield (Ill.): Thomas 1950.

FALCONER, M., and D. S. RUSSELL: Experimental traumatic cerebral cyste in rabbit. J. Neurosurg. 1, 182—189 (1944).

FANO, S.: Mémoire sur la commotion du cerveau. Mem. Soc. Chir. (Paris) 3, 163—199 (1853).

FAUST, C.: Die psychischen Störungen nach Hirntraumen: Akute traumatische Psychosen und psychische Spätfolgen nach Hirnverletzungen. In: Psychiatrie der Gegenwart, herausgeg. v. H. W. GRUHLE, R. JUNG, W. MAYER-GROSS u. M. MÜLLER, Bd. II, S. 552—645. Berlin-Göttingen-Heidelberg: Springer 1960.

FAZZARI, J.: Die Arterien des Kleinhirns. Vergleichende anatomische und embryologische Untersuchungen. Anat. Anz. 67, 497—501 (1929).

— Le arterie del cervelletto. Studio anatomo-comparativo ed embiologico. Mem. R. Accad. naz. Lincei. Cl. Sci. fis. mat. e nat., Serie VI, 4, 334—416 (1931).

FÉLIZET, G.: Recherches anatomiques et experimentales sur les fractures de crâne. Paris: Adrien Delehaye 1873.

FERRARO, A., and L. M. DAVIDOFF: The reaction of the oligodendroglia to injury of the brain. Arch. Path. 6, 1030—1053 (1928).

FOERSTER, O.: Gehirnveränderungen bei Gehirnerschütterungen. Neurol. Zbl. 23, 1063—1064 (1904).

Foltz, E. L., F. L. Jenkner and A. A. Ward: Experimental cerebral concussion. J. Neurosurg. 10, 342—352 (1953).
— and R. R. Schmidt: Role of reticular formation in coma of head injury. J. Neurosurg. 13, 145—154 (1956).
Forbes, H. S.: The cerebral circulation. I. Observation and measurement of pial vessels. Arch. Neurol. Psychiat. 18, 751—761 (1928).
Franz, C.: Die Contrecoupverletzungen des Gehirns in Beziehung zur Abschleuderungstheorie Lenggenhagers. Dtsch. Z. ges. gerichtl. Med. 31, 61—69 (1939).
— Schlußwort zur Erwiderung Lenggenhagers auf meine Einwände gegen seine Theorie. Dtsch. Z. ges. gerichtl. Med. 31, 280 (1939).
Freedman, D. A., and J. E. Schenthal: A parenchymatous cerebellar syndrome following protacted high body temperature. Neurology (Minneap.) 3, 513—516 (1953).
Freeman, W., and E. Dumoff: Cerebellar syndrome following head stroke. Arch Neurol. 51, 67—72 (1944).
Friede, R.: Die Genese der sog. Contrecoupverletzungen. Zbl. Neurochir. 15, 73—83 (1955).
— Registrierung intracranieller Druckschwankungen in den basalen Zisternen bei Schädeltrauma. Mschr. Unfallheilk. 58, 361—365 (1958).
Gänshirt, H.: Die Sauerstoffversorgung des Gehirns bei der Liquordrucksteigerung und beim Hirnoedem. Monograph. aus dem Gesamtgebiet der Neurologie und Psychiatrie. Heft 81. Berlin-Göttingen-Heidelberg: Springer 1957.
Gama, J. P.: Traité de plaies de la tête et de l'encephale. Brüssel: Soc. typographique Belge, 1837.
Gangler, J.: Experimentelle Untersuchungen über den elektrischen Widerstand der Hirnsubstanz bei Commotio und Compressio cerebri. Dtsch. Z. Chir. 249, 508—528 (1937).
Ganner, H.: zit. n. G. Peters.
Genewein, F.: Die mechanischen Vorgänge bei der Gehirnerschütterung und der Gehirnkontusion. Bruns' Beitr. klin. Chir. 128, 348—365 (1923).
Gerlach, J., u. H. Becker: Störungen der Bluthirnschranke bei gedeckten stumpfen Schädelhirntraumen. Z. Naturforsch. 8 b, 578—581 (1953).
German, W. J., W. R. Page and L. F. Nims: Cerebral blood flow and cerebral oxygen consumption in experimental intracranial injury. Trans. Amer. neurol. Ass. 72, 86—88 (1947).
Glees, P.: Morphologie und Physiologie des Nervensystems. Stuttgart: Thieme 1957.
Goggio, A. F.: The mechanism of contre-coup injury. J. Neurol. Psychiat. 4, 11—22 (1941).
Govons, S. R., F. H. Lewey and F. C. Grants: Neurophysiologic and neurohistologic results in dogs following head injury, produced by blasting caps: experimental blast injuries. — Proc. 24th meeting Ass. Res. Nerv. a. ment. Dis., New York City, December 1943.
Groat, R. A., and J. A. Simmons: Loss of nerve cells in experimental cerebral concussion. J. of Neuropath. 9, 150—163 (1950).
— W. F. Windle and H. W. Magoun: Functional and structural changes in the monkey's brain during and after concussion. J. Neurosurg. 2, 26—35 (1945).
— H. W. Magoun, F. L. Dey and W. F. Windle: Functional alterations on motor and supranuclear mechanisms in experimental concussion. Amer. J. Physiol. 141, 117—127 (1944).
Gross, A. G.: Impact thresholds of brain concussion. J. Aviat. Med. 29, 725—732 (1958).
— A new theory on the dynamics of brain concussion and brain injury. J. Neurosurg. 15, 548—561 (1958).
Güttinger, W.: Der Stoßeffekt auf eine Flüssigkeitskugel als Grundlage einer physikalischen Theorie der Entstehung von Gehirnverletzungen. Z. Naturforsch. 5 a, 622—628 (1950).
Gurdjian, E. S., and H. R. Lissner: Mechanism of head injury as studied by cathode ray oscilloscope. J. Neurosurg. 1, 393—399 (1944).
— — Deformation of the skull in head injury. Surg. Gynec. Obstet. 81, 679—687 (1944).
— and J. E. Webster: Experimental head injury with special reference to the mechanical factors in acute trauma. Surg. Gynec. Obstet. 76, 623—634 (1943).
— — Experimental and clinical studies on the mechanism of head injury. Res. Publ. Ass. nerv. ment. Dis. 14, 48—97 (1945).
— — Mechanism of scalp and skull injuries, concussion, contusion and laceration. II. Intern. Congr. Neuropath., London, p. 463—467, 1955.
— — Mechanism, diagnosis and management of head injury. Boston: Little, Brown & Co. 1957.

Gurdjian, E. S., J. E. Webster and W. E. Stone: Experimental head injury with special reference to certain chemical factors in acute trauma. Surg. Gynec. Obstet. 78, 618—626 (1944).
— — and H. R. Lissner: Mechanism of brain concussion, contusion and laceration. Amer. EEG Soc. Symp., Round Table Confer. on Head Injuries, Chicago (Ill.), June 12th, 1955 ref. in Electroenceph. clin. Neurophysiol. 7, 495 (1955).
— — —Observations on the mechanism of brain concussion, contusion and laceration. Surg. Gynec. Obstet. 101, 680—690 (1955).
— H. R. Lissner, F. R. Latimer, B. F. Haddad and J. E. Webster: Quantitative determination of acceleration and intracranial pressure in experimental head injury. Neurology (Minneap.) 3, 417—423 (1953).
— — J. E. Webster, F. R. Latimer and B. F. Haddad: Studies on experimental concussion. Relation of physiological effect to time duration of intracranial pressure increase at impact. Neurology (Minneap.) 4, 674—681 (1954).
Gussenbauer, C.: Über den Mechanismus der Gehirnerschütterung. Prag. med. Wschr. 1, 12—23 (1880).
Gutierrez-Mahoney, W.: Pathogenesis of traumatic unconsciousness. Importance of fat embolism. War Med. (Chic.) 1, 816—823 (1941).
Haddad, B. F., H. R. Lissner, J. E. Webster and E. S. Gurdjian: Experimental concussion (relation of acceleration to physiologic effect). Neurology (Minneap.) 5, 798—800 (1955).
Haldane, J. S., and J. S. Pristley: Respiration. New Haven: Yale Univ. Press 1935.
Hallervorden, J.: Hirnerschütterung und Thixotropie. Zbl. Neurchir. 6, 37—42 (1941).
— u. G. Quadbeck: Die Hirnerschütterung und ihre Wirkung auf das Gehirn. Dtsch. med. Wschr. 82, 129—134 (1957).
Harbitz, F.: Über traumatische Hirnaffektionen, insbesondere die „Bernerschen Blutungen" in der Medulla oblongata und deren praktische, gerichtlich medizinische Bedeutung. Oslo 1939.
Harvey, E. N., and A. L. Loomis: High speed photomicrography of living cells subjected to supersonic vibrations. J. Physiol. (Lond.) 15, 147—153 (1931).
Hass, G. M., and C. B. Taylor: Quantitative studies of experimental production and treatment of acute closed cerebral injury. Arch. Neurol. Psychiat 69, 145—170 (1953).
Haymaker, W., and Ch. Davison: Fatalities resulting from exposure to simulated high altitudes in decompression chambers. A clinicopathologic study of five cases. J. Neuropath. 9, 29—59 (1950).
Helfand, M.: Changes in the vascular pattern of the brain in experimental trauma. Psychiatr. Quart. 15, 33—41 (1941).
Hellenthal, E.: Über das Zustandekommen, die Häufigkeit und die Lokalisation der Contrecoupverletzungen des Groß- und Kleinhirns. Eine kritisch-statistische Studie. Dtsch. Z. ges. gerichtl. Med. 21, 231—251 (1933).
Herbst, R.: Der Einfluß des Sauerstoffmangels auf den Kreislauf. Luftfahrtmedizin 1, 20 (1937).
Heymans, C.: Survival and revival of nervous tissues after arrest of circulation. Physiol. Rev. 30, 375—392 (1950).
Hoff, H.: Experimentelle Studien zur Frage der postkommotionellen Hirnoedeme. Z. ges. Neurol. Psychiat. 129, 583—590 (1930).
Holbourn, H. A. S.: Mechanics of head injury. Lancet, 1943/II, 438—441.
Holub, K.: Schädelhirnverletzungen. Grundlagen, Klinik und Behandlung der frischen Verletzungen und ihrer Folgezustände. Wien: Maudrich 1962.
Ingvar, S.: Centrifugation of the nervous system. An investigation of cellular changes in commotion. Arch. Neurol. Psychiat. (Chic.) 10, 267—287 (1923).
Jakob, A.: Experimentelle Untersuchungen über die Schädigungen des Zentralnervensystems (mit besonderer Berücksichtigung der Commotio cerebri und Commotionsneurose). In: Histologische und histopathologische Arbeiten über die Großhirnrinde. F. Nissl u. A. Alzheimer, Ed. Jena, 5, 182—341 (1913).
— Das Kleinhirn. In: Hdb. d. mikrosk. Anat. d. Menschen. Herausgeg.v. v. Möllendorff, Bd. IV, 674—916. Berlin: Springer 1928.
Jansen, J., u. A. Brodal: Das Kleinhirn. In: Hdb. d. mikrosk. Anat. d. Menschen. Bd. IV, Teil 8, Ergänzung zu Bd. IV, 1. Berlin-Göttingen-Heidelberg: Springer 1958.

Jefferson, G.: The nature of concussion. Brit. Med. J. 1944/I, 1—5.

Kabat, H., and C. Denis: Behaviour of dogs after complete temporary anemia of the brain. Amer. J. Physiol. 126, 549—550 (1939).

— — and A. B. Baker: Recovery of function following arrest of the brain circulation. Amer. J. Physiol. 132, 737—747 (1941).

Katzenstein, E.: Das Schädelhirntrauma. Basel: Schwabe 1956.

Klatzo, J., A. Piraux and E. J. Laskowski: The relationship between edema, blood-brain barrier and tissue elements in a local brain injury. J. Neuropath. 17, 548—564 (1958).

Klingler, M.: Das Schädel-Hirntrauma. Stuttgart: Thieme 1960.

Knauer, A.: Zur Erkennung und Begutachtung der Hirnerschütterung und ihrer Spätfolgen. Mschr. Unfallheilk. 36, 337—356 (1929).

— u. E. Enderlen: Die pathologische Physiologie der Hirnerschütterung nebst Bemerkungen über verwandte Zustände. J. Physiol. Neurol. (Lpz.) 29, 1—54 (1922).

Koch, W., u. W. Filehne: Über die Commotio cerebri. Langenbecks Arch. klin. Chir. 17, 190—231 (1874).

Kocher, Th.: Hirnerschütterung, Hirndruck und chirurgische Eingriffe bei Hirnkrankheiten. In: Nothnagel's Hdb. f. spez. Pathol. u. Ther., Bd. 9, Teil 3. Wien: A. Hölder 1901.

Környey, St.: Histopathologie und klinische Symptomatologie der anoxisch-vasalen Hirnschädigungen. Akad. Kiado (Budapest) 1—239 (1955).

Krainer, L.: Lamellar atrophy of the Purkinje cells following head stroke. Report of a case. Arch. Neurol. (Chic.) 61, 441—444 (1949).

Kramer, S. P.: A contribution to the theory of cerebral concussion. Ann. Surg. 23, 163—173 (1896).

Krauland, W.: Über Hirnschäden durch stumpfe Gewalt. Dtsch. Z. Nervenheilk. 163, 265—328 (1950).

Le Count, E. R., and C. W. Apfelbach: Pathologic anatomy of traumatic fracture of cranial bones and concomittant brain injuries. J. Amer. med. Ass. 74, 501—511 (1920).

Lenggenhager, K.: Die Genese der Hirnrindenverletzungen bei unversehrter Schädelkapsel. Helv. med. Acta 3, 813—815 (1936).

— Eine neue physikalische Erklärung des Contrecoup. Schweiz. med. Wschr. 19, 1123—1125 (1938).

— Bemerkungen zur Arbeit von C. Franz. Dtsch. Z. ges. gerichtl. Med. 31, 278—279 (1939).

— Über stumpfe Schädel- und Gehirntraumen. Helv. chir. Acta 14, 243 (1947).

Lindenberg, R., u. W. Noell: Über die Abhängigkeit der postmortalen Gestalt der Astrocyten von prämortalem, bioelektrisch kontrolliertem Sauerstoffmangel. Dtsch. Z. Nervenheilk. 168, 499—517 (1952).

— and E. Freytag: The significance of the tentorium in mechanical head trauma. Army Chemical Center Maryland, 1953.

— R. S. Fischer, S. H. Durlacher, W. V. Lovitt jr. and E. Freytag: The pathology of the brain in blunt head injuries of infants and adults. II. Internat. Congr. Neuropath., London, p. 477—479 1955.

— — — — — Lesions of the corpus callosum following blunt mechanical trauma to the head. Amer. J. Path. 31, 297—317 (1955).

Lindquist, J. L., and G. V. Le Roy: Studies of cerebral oxygen consumption following experimental head injury. Surg. Gynec. Obstet. 75, 28—33 (1942).

Loew, F.: Akute und subakute Störungen der zentralen Kreislaufregulation nach gedeckten Hirnverletzungen. Zbl. Neurochir. 9, 128—131 (1949).

— Die gedeckte Hirnschädigung als anatomisches und klinisches Problem. Zbl. Neurochir. 10, 132—149 (1950).

— Über eine Methode zur Erkennung von Art und medikamentöser Beeinflußbarkeit posttraumatischer cerebraler Störungen. Dtsch. Z. Nervenheilk. 175, 595—643 (1957).

— u. K. Schmalbach: Tierexperimentelle Untersuchungen zur Frage der traumatischen Schädigung der Bluthirnschranke. Dtsch. Z. Nervenheilk. 178, 358—364 (1958).

Luft, U.: Irreversible hypoxaemische Organveränderungen bei alten und jungen Tieren im Unterdruck. Beitr. path. Anat. 99, 351—368 (1937).

Luzenberger, A. De: Su d'una speciale alterazione delle cellule gangliari prodotta da trauma sperimentale. Neurol. Cbl. 17, 363 (1898).

MAIRET, A., et G. DURANTE: Contribution à l'étude expérimentale de lésions commotionelles. Rev. neurol. 35, 97—110 (1919).

MARINESCO, G.: Lésions commotionelles expérimentales. Rev. neurol. 34, 329—331 (1918).

MATSUMURA, H.: Experimental studies in coma due to head injury. Arch. jap. Chir. 28, 56 (1959).

MÉREI, F. E., T. HASZNOS u. E. GRASTYAN: Experimentelle Beiträge zur Pathogenese der Commotio cerebri mit besonderer Berücksichtigung der Kreislaufstörungen des Gehirns. Akad. Kiado (Budapest), 1957.

MERK, R.: Die morphologischen Veränderungen des Zentralnervensystems im kurzfristigen Unterdruckversuch. Arch. Psychiat. 111, 160—177 (1940).

MEYER, J. E.: Über mechanische Lageveränderungen der Purkinjezellen der Kleinhirnrinde. Arch. Psychiat Nervenkr. 181, 736—747 (1949).

— Über eine eigenartige Gestaltveränderung der Purkinjezellen der Kleinhirnrinde. Arch. Psychiat. Nervenkr. 181, 748—754 (1949).

MEYER, J. S.: Studies of cerebral circulation in brain injury. III. Cerebral contusion, laceration and brain stem injury. Electroenceph. clin. Neurophysiol. 8, 107—116 (1956).

— IV. Ischemia and hypoxemia of the brain stem and respiratory center. Electroenceph. clin. Neurophysiol. 9, 83—100 (1957).

— and D. DENNY-BROWN: Studies of cerebral circulation in brain injury. I. Validity of combined local cerebral electropolarography, thermometry and stedy potentions as indicator of local circulatory and functional changes. Electroenceph. clin Neurophysiol. 7, 511—528 (1955).

— — Studies of cerebral circulation in brain injury. II. Cerebral concussion. Electroenceph. clin. Neurophysiol. 7, 529—544 (1955).

MILES, A.: On the mechanism of brain injuries. Brain 15, 153—189 (1892).

MILLER, G. G.: Cerebral concussion. Arch. Surg. 14, 891—916 (1927).

MORITZ, A. R.: Mechanisms of head injury. Ann. Surg. 117, 562—575 (1943).

MORRISON, L. R.: Histopathologic effect of anoxia on the central nervous system. Arch. Neurol. 55, 1—34 (1946).

MUNRO, D.: Cranio-cerebral injuries. Their diagnosis and treatment. New York: Oxford University Press 1938.

NEUGEBAUER, B.: Beitrag zur pathologischen Anatomie der Gehirnerschütterung. Frankfurt. Z. Path. 51, 210—236 (1938).

NEUMANN, H.: Über einen Epileptiker mit klinisch beobachteten 6022 großen Krampfanfällen. Arch. Z. Neurol. Psychiat. 129, 472—476 (1959).

NOETZEL, H.: zit. bei H. NEUMANN.

OPITZ, E., u. M. SCHNEIDER: Über die Sauerstoffversorgung des Gehirns und den Mechanismus von Mangelwirkungen. Ergebn. Physiol. 46, 125 (1950).

OSTERTAG, B.: Die Pathologie des neuroaxialen Hüllraumes sowie der intra- und extracerebralen Liquorräume. Hdb. d. spez. path. Anat. v. HENKE-LUBARSCH, Bd. XIII/4, S. 717. Berlin-Göttingen-Heidelberg: Springer 1956.

PAAW, P.: Succenturaiatus anatomicus, continens commentaria in Hippocratem, de capitis vulneribus. Lyons, J. à Colster, 1616.

PARÉ, A.: La méthode curative des plaies et fractures de la tête humaine. Paris, 1561.

PATERSON, J. H.: Some oberservations on the cerebrospinal fluid in closed head injuries. J. Neurol. Psychiat. 6, 87—91 (1943).

PETERS, G.: Die Gehirnveränderungen bei stumpfer Gewalteinwirkung von vorn. Luftfahrtmedizin 7, 344—379 (1943).

— Über gedeckte Gehirnverletzungen (Rindencontusionen) im Tierversuch. Zbl. Neurochir. 8, 172—208 (1943).

— Spezielle Pathologie der Krankheiten des zentralen und peripheren Nervensystems. Stuttgart: Thieme 1951.

— Pachymeningitis haemorrhagica interna, das intradurale Haematom und das chronische subdurale Haematom. Fortschr. Neurol. Psychiat. 19, 486—542 (1951).

— Die Veränderungen an Gehirn und Hirnhäuten bei chronischen traumatischen Störungen. Verh. dtsch. Ges. Path., 43. Tagung, 8. 12. 4. 1959, Mannheim, S. 103—120. Stuttgart: Fischer 1959.

— u. H. SELBACH: Über die Neutralisationsfähigkeit des Hirngewebes und ihre Beziehung zu den histopathologischen Veränderungen nach experimentellen Hirnkontusionen. Arch. Psychiat. 116, 531—552 (1943).

Pia, H. W.: Klinik und Behandlung der schweren gedeckten Hirnverletzungen. Langenbecks Arch. klin. Chir. 280, 623—634 (1955).
— Die Bewußtseinsstörungen bei Hirnverletzungen. Langenbecks Arch. klin. Chir. 281, 652—661 (1956).
Pilcher, C.: Experimental cerebral trauma. The fluid content of the brain after trauma to the head. Arch. Surg 35, 512—527 (1937).
— Experimental cerebral trauma. II. Further observations on the fluid content of the brain following trauma to the head. Surg. Gynec. Obstet. 72, 755—757 (1941).
Pitts, R. F., H. W. Magoun and R. W. Ramson: Localisation of the medullary respiratory center in cat. Amer. J. Physiol. 126, 673—688 (1939).
Polis, A.: Recherches experimentales sur la commotion cerebrale. Rev. Chir. (Paris) 14, 273—319 u. 645—730 (1894).
Pudenz, R. H., and C. H. Shelden: The lucite calvarium — a method for direct observation of the brain. II. Cranial trauma and Brain Movement. J. Neurosurg. 3, 487—505 (1946).
Quadbeck, G., u. H. Helmchen: Steigerung des Phosphat-Übertritts vom Blut in das Zentralnervensystem nach schweren Gehirnerschütterungen bei der Katze. Z. Naturforsch. 10 b, 328—331 (1955).
— u. K. Randerath: Einfluß der Gehirnerschütterung auf den Übertritt von Methylenblau aus dem Blut in das Gehirn bei der Katze. Z. Naturforsch. 10 b, 168—173 (1955).
Queyrat, L.: Tractatus de vulneribus capitis. Toulouse, Arnoldum Colomerium, 1657.
Rahm, H.: Physikalische Betrachtungen zur Lehre der Commotio cerebri (die Mechanik der Gehirnerschütterung). Bruns' Beitr. klin. Chir. 119, 318—334 (1920).
— Die Mechanik der Hirnerschütterung. Zbl. Chir. 47, 146—147 (1920).
— Relativistische oder nicht relativistische Darstellung der Gehirnerschütterungsmechanik. Bruns' Beitr. klin. Chir. 121, 593—596 (1921).
Raimondi, A. J., R. A. Clasen, E. J. Beattie and C. B. Taylor: The effect of hypothermia and steroid therapy on experimental cerebral injury. Surg. Gynec. Obstet. 108, 333—338 (1959).
Rehwald, E.: Das Schädel-Hirntrauma. Stuttgart: Thieme 1956.
Reichardt, M.: Das Hirnoedem. Hdb. d. spez. path. Anat. v. Henke-Lubarsch, Bd. XIII, S. 1228. Berlin-Göttingen-Heidelberg: Springer 1957.
Reuter, F.: Über zentrale traumatische Hirnblutungen. Dtsch. Z. Chir. 207, 92—101 (1927).
Rhines, R., H. W. Magoun and W. F. Windle: The bulbar inhibitory mechanism in concussion. Amer. J. Physiol. 146, 344—347 (1946).
Ricker, G., u. G. Döring: Commotio cerebri. In: Hdb. d. spez. path. Anat. u. Histol., herausg. v. W. Scholz, Bd. 13, Teil 3, S. 177—230. Berlin-Göttingen-Heidelberg: Springer 1955.
Roizin, L.: Neuropathology. Progr. Neurol. Psychiat. 11, 547—564 (1956).
Rosenhagen, H.: Über postcommotionelle Veränderungen im Gehirn. Dtsch. Z. Nervenheilk. 114, 29—73 (1930).
Rosomoff, H. L.: Experimental brain injury during hypothermia. Naval. Med. Res. Inst. 15, 601—616 (1957).
— A study of experimental brain injury during hypothermia. J. Neurosurg. 16, 177—187 (1959).
— and R. Gilbert: Brain volume and cerebrospinal fluid pressure during hypothermia. Amer. J. Physiol. 183, 19—22 (1955).
— K. Shulman, R. Raynor and W. Grainger: Experimental brain injury and delayed hypothermia. Surg. Gynec. Obstet. 110, 27—32 (1960).
Saucerotte: Sur les contre-coups dans les lésions de la tête. Mem. sur. les sujets proposes pour le prix de l'Acad. roy de Chir. 4, p. 290—337. Nouvelle Edition. Paris: Menard et Desenne 1819.
Scagliosi, G.: Über die Gehirnerschütterung und die daraus im Gehirn und Rückenmark hervorgerufenen Veränderungen. Virchows Arch. path. Anat. 152, 487—525 (1898).
Schaller, W. F., K. Tamaki and H. W. Newman: Petechial hemorrhages of the brain experimentally produced in rats by concussion. Arch. Neurol. Psychiat. (Chic.) 45, 1—23 (1941).
Schneider, J.: Über die physikalische Analyse und Erklärung der Contrecoup-Verletzungen des Gehirns. Klin. Wschr. 26, 43—47 (1948).
— Die stumpfen Hirnverletzungen im Lichte der Physik. Arch Psychiat. Nervenkr. 187, 353—362 (1951).

Schneider, J.: Die stumpfe Hirnverletzung, ein Beschleunigungsproblem. Münch. med. Wschr. 92, 1540 (1950).
Schneider, M.: Die Physiologie der Hirndurchblutung. Dtsch. Z. Nervenheilk. 162, 113—139 (1950).
— Durchblutung und Sauerstoffversorgung des Gehirns. Verh. dtsch. Ges. Kreisl.-Forsch. 19, 3 (1953).
Schönbauer, L.: Klinisches und Experimentelles über stumpfe Schädeltraumen. Bruns' Beitr. klin. Chir. 137, 611—622 u. 632—650 (1926).
— Ergebnisse experimenteller Untersuchungen über Commotio cerebri. Langenbecks Arch. klin. Chir. 281, 535—536 (1956).
Scholz, W.: Über den Einfluß chronischen Sauerstoffmangels auf das menschliche Gehirn. Z. Neurol. 171, 426—450 (1941).
— Histologische und topische Veränderungen und Vulnerabilitätsverhältnisse im menschlichen Gehirn bei Sauerstoffmangel, Oedem und plasmatischen Infiltrationen. Arch. Psychiat. Nervenkr. 181, 621—665 (1949).
— u. H. Schmidt: Cerebrale Durchblutungsstörungen bei Hypoxaemie (Asphyxie). Arch. Psychiat. Nervenkr. 189, 231—250 (1952).
Schulte, W.: Zur Begutachtung der Commotio und Contusio cerebri. In: E. Rehwald. Das Hirntrauma. Stuttgart: Thieme 1956.
Schwarzacher, W.: Über traumatische Markblutungen des Gehirns. Jb. Psychiat. Neurol. 43, 143—164 (1924).
— Schlag und Hieb gegen den Schädel. Wien. klin. Wschr. 50, 796—797 (1937).
Scott, W. W.: Physiology of concussion. Arch Neurol. Psychiat. (Chic.) 43, 270—282 (1940).
Seizaburo, F.: Experimental studies on traumatic cerebral edema. Arch. jap. Chir. 23, 123—131 (1954).
Sellier, K.: Über die mechanische Wirkung verschiedener Windschutzscheibenarten beim Stoß auf den Schädel. Dtsch. Z. ges. gerichtl. Med. 50, 474—483 (1960).
— u. R. Müller: Die mechanischen Vorgänge bei Stoßwirkung auf den Schädel. Klin. Wschr. 38, 233—236 (1960).
— u. F. Unterharnscheidt: Mechanik und Pathomorphologie der Hirnschäden nach stumpfer Gewalteinwirkung auf den Schädel. Hefte Unfallheilk. Berlin-Göttingen-Heidelberg: Springer 1963.
— — Experimental studies on the mechanism of nonpenetrating brain injuries. Abstracts. IV. Internat. Congress of Neuropathology. München, 4.—8. Sept. 1961, S. 82. Stuttgart: Thieme 1961.
— — Experimentelle Untersuchungen zur Mechanik der gedeckten Schädelhirnverletzungen. Abhandlungen. IV. Internat. Congress of Neuropathology. München, 4.—8. Sept. 1961, III. Bd., S. 226—230. Stuttgart: Thieme 1962.
Shelden, C. H., R. H. Pudenz and J. S. Restarki: The lucite calvarium — a method for observation of intracranial phenomena. Progr. Amer. Neurol. Ass. 70th ann. Meet., New York, May 19—20, p. 40, 1944.
— — — and W. M. Craig: The lucite calvarium — a method for direct observation of the brain. I. The surgical and lucite processing techniques. J. Neurosurg. 1, 67—75 (1944).
Sjøvall, H.: The genesis of skull and brain injury. Acta path. microbiol. scand., Erg.-Bd. 48 (1943).
Smith. W. K.: Representation of respiratory movements in cerebral cortex. J. Neurophysiol. 1, 55—68 (1938).
Spatz, H.: Kann man alte Rindendefekte traumatischer und arteriosklerotischer Genese voneinander unterscheiden ? Die Bedeutung des „état vermoulu“. Arch. Psychiat. 90, 885—887 (1929).
— Über die Erkennbarkeit der Rindenkontusion im Endzustand in anatomischer und klinischer Hinsicht. Zbl. ges. Neurol. Psychiat. 61, 514—515 (1931).
— Über Entstehung und Bedeutung traumatischer Rindendefekte. Allg. Z. Psychiat. 94, 218—222 (1931).
— Pathologische Anatomie mit besonderer Berücksichtigung der Rindenkontusion. Zbl. ges. Neurol. Psychiat. 78, 615—616 (1936).
— Pathologische Anatomie der gedeckten Hirnverletzungen mit besonderer Berücksichtigung der Rindenkontusion. Arch. Psychiat. 105, 80—83 (1936).

Spatz, H.: Über die Bedeutung der basalen Rinde. Auf Grund von Beobachtungen bei Pick'scher Krankheit und bei gedeckten Hirnverletzungen. Z. ges. Neurol. Psychiat. 158, 208—232 (1937).
— Gehirnpathologie im Kriege. Von den Gehirnwunden. Zbl. Neurochir. 6, 162—212 (1941).
— Brain injuries in Aviation. In: German Aviation Medicine. World War II., Vol. 1, p. 616 bis 640. 1950. Dept. of the Air Force.
— Anatomie der gedeckten und offenen Hirnschädigungen. Neurol.-Kongr. Bonn 1950; ref. in Zbl. ges. Neurol. Psychiat. 113, 9—10 (1951).
— u. G. Peters: Über das Ergebnis der Gehirnuntersuchung bei 200 Fällen von Flugzeugunfall. Mitt. aus dem Geb. d. Luftfahrtmed. (o. J.)
Spiegel, E. A., M. Spiegel-Adolf, and H. T. Wycis: Cerebral concussion; histochemical demonstration of nucleases in cerebrospinal fluid. Arch. Path. 42, 175—181 (1946).
— — — Chromatolytic effect of cerebrospinal fluid following cerebral concussion. Science 105, 208 (1947).
— — — and M. Marks: Cerebral concussion and convulsive reactivity. Res. Publ. nerv. Ass. ment. Dis. 26, 84—97 (1947).
Spielmeyer, W.: Histopathologie des Nervensystems. Berlin: Springer 1922.
Steinmann, H. W.: Die Commotio als tierexperimentelles Problem. Zbl. Neurochir. 10, 149—157 (1950).
Stöhr jr., Ph.: Studien am menschlichen Kleinhirn mit O. Schultzes Natronlauge-Silbermethode und mit der ultravioletten Mikrophotographie. Z. Anat. 69, 181—204 (1923).
Stöhr jr., Ph.: Lehrbuch der Histologie und der mikroskopischen Anatomie des Menschen. Berlin-Göttingen-Heidelberg: Springer 1951.
Stone, W. E., J. E. Webster and E. S. Gurdjian: Chemical changes in the brain and gasometric studies of the blood in the experimental head injury in trauma of the central nervous system. Res. Publ. Ass. nerv. ment. Dis. 24, 226—253 (1953).
Strauss, H.: Strangulationsfolgen und Hirnstamm. Z. ges. Neurol. Psychiat. 131, 363—374 (1931).
Strich, S.: Diffuse degeneration of the cerebral white matter in severe dementia following head injury. J. Neurol. Neurosurg. Psychiat. 19, 163—185 (1956).
Struck, G.: Das Hirntrauma im Licht neuer pathophysiologischer und morphologischer Untersuchungen. Fortschr. Neurol. Psychiat. 28, 509—517 (1960).
Sugar, O., and R. W. Gerard: Anoxia and brain potentials. J. Neurophysiol. 1, 558—572 (1938).
Tilanus: Jets over commotio cerebri. Amsterdam 1888.
Tilmann, O.: Die Theorie der Gehirn- und Rückenmarkserschütterungen. Langenbecks Arch. klin. Chir. 59, 236—259 (1899).
Titrud, L. A., and W. Haymaker: Cerebral anoxia from high altitude asphyxiation. Arch. Neurol. (Chic.) 57, 397—416 (1947).
Tönnis, W.: Veränderungen an den Hirnkammern nach Verletzungen des Gehirns. Nervenarzt 15, 361—363 (1942).
— Richtlinien für die Behandlung der Schußverletzungen des Gehirns und die Beurteilung der Folgezustände. München: Lehmann 1942.
— Die Behandlung der frischen gedeckten Hirnverletzung. Zbl. Chir. 72, 803—811 (1947).
— Pathogenese und Klinik der gedeckten Hirnverletzungen. Ärztl. Forsch. 2, 179 (1948).
— Die Behandlung der frischen gedeckten Hirnverletzung im Hinblick auf die Verhütung der Hirnleistungsschwäche. Nervenarzt 19, 201—206 (1948).
— Klinische Beobachtungen bei zentralen Störungen der Kreislaufregulation. Dtsch. Z. Nervenheilk. 162, 175—185 (1950).
— Beobachtungen an frischen gedeckten Hirnschädigungen. Langenbecks Arch. klin. Chir. 264, 368—378 (1950).
— Klinik der offenen und gedeckten Hirnschädigungen. Chirurg 22, 197—203 (1951).
— Zur Behandlung der frischen, gedeckten, traumatischen Hirnschädigungen. Langenbecks Arch. klin. Chir. 270, 372—384 (1951).
— Die Behandlung der gedeckten traumatischen Hirnschädigungen. Hefte Unfallheilk. 45, 111 (1953).
— Rehabilitation von Hirnverletzten, insbesondere von hirnverletzten Kindern. In: E. Rehwald, Das Hirntrauma. Stuttgart: Thieme 1956.

Tönnis, W.: Die neurochirurgische Seite der Begutachtung von Hirnverletzten. In: E. Rehwald, Das Hirntrauma. Stuttgart: Thieme 1956.

— Zur Unterscheidung zwischen Commotio und Contusio cerebri. Hefte Unfallheilk. 52, 130—135 (1956).

— Pathophysiologie und Klinik der intrakraniellen Drucksteigerung. In Handbuch der Neurochirurgie, Bd. I/1. Berlin-Göttingen-Heidelberg: Springer 1959.

Trelat, U.: Des conditions de resistance du crâne. Bull. Soc. Anat. (Paris) (Ser. 1) 30, 121 (1855).

Trotter, W.: Certain minor injuries of the brain. Lancet 1924/I, 935.

Uchimura, Y.: Über die Blutversorgung der Kleinhirnrinde und ihre Bedeutung für die Pathologie des Kleinhirns. Z. Neurol. 120, 774—782 (1929).

Ule, G.: Kleinhirnrindenatrophie vom Körnertyp. Dtsch. Z. Nervenheilk. 168, 195—226 (1952).

Ulett, G.: Clinical and experimental studies of mild head injuries. Amer. EEG. Soc. Symp., Round Table Conf. on Head Injuries. — Chicago (Ill.), June 12th, 1955; ref. in Elektroenceph. clin. Neurophysiol. 8 (1955).

Unterharnscheidt, F.: Experimentelle Untersuchungen über die Schädigung des ZNS durch gehäufte stumpfe Schädeltraumen. Zbl. ges. Neurol. Psychiat. 147, 14 (1958).

— Experimentelle Untersuchungen über gedeckte Schäden des Gehirns nach einmaliger und wiederholter stumpfer Gewalteinwirkung auf den Schädel. Fortschr. Med. 80, 369—378 (1962).

— u. K. Sellier: Experimentelle Untersuchungen zur Pathomorphologie der gedeckten Hirnverletzungen nach einmaliger und wiederholter stumpfer Gewalteinwirkung auf den Schädel. Abhandl. IV. Internat. Kongr. f. Neuropathologie München, 4.—8. September 1961, Bd. III, S. 231—233. Stuttgart: Thieme 1962.

— — Experimental studies on the pathomorphology of nonpenetrating brain injuries due to single and repeated application of blunt violence to the head. Abstracts. IV. Internat. Congr. of Neuropathology. München, 4.—8. September 1961, S. 82—83. Stuttgart: Thieme 1961.

— — Mechanik und Pathomorphologie der gedeckten Schäden des Gehirns nach einmaliger, wiederholter und gehäufter stumpfer Gewalteinwirkung auf den Schädel. Arch. jap. Chir. 31, 687—713 (1962).

— — Mecanismo y Anatomia patológica de las Lesiones Traumáticas Cerradas del Cerebro producidas por la acción unica, repetida y seriada de agentes contundentes sobre el cráneo. Med. Clin. (Barcelona) 39, 200—215 (1962).

Vance, B. M.: Fractures of the skull, complications and causes of death. Arch. Surg. 14, 1023—1092 (1927).

Walker, A. E., J. J. Kollros and T. J. Case: The physiological basis of concussion. J. Neurosurg. 1, 103—116 (1944).

Wanke, R.: Pathologische Physiologie der frischen geschlossenen Hirnverletzung, insbesondere der Hirnerschütterung; klinische, anatomische und experimentelle Befunde. Stuttgart: Thieme 1948.

Ward, J. W., and S. L. Clark: The electroencephalogram in experimental concussion and related conditions. J. Neurophysiol. 11, 59—74 (1948).

— L. H. Montgomery and S. L. Clark: A mechanism of concussion: a theory. Science 107, 349—353 (1948).

Weinberger, L. M., M. H. Gibbon and J. H. Gibbon: Temporary arrest of the circulation to the cerebral nervous system. Arch. Neurol (Chic.) 43, 961—986 (1940).

Welte, E.: Über die Zusammenhänge zwischen anatomischem Befund und klinischem Bild bei Rindenprellungsherden nach stumpfem Schädeltrauma. Arch. Psychiat. Z. Neurol. 118, 243—325 (1948).

— Über gedeckte Hirnverletzungen. In: E. Rehwald, Das Hirntrauma. Stuttgart: Thieme 1956.

Wepler, W.: Krankheiten der Hirn- und Rückenmarkshäute. Lehrb. d. spez. path. Anat. v. Kaufmann, herausgegeb. v. Staemmler, 11.—12. Aufl., 3. Bd. Berlin: de Gruyter 1958.

White, J. C., J. R. Brooks, J. C. Goldthwait and R. D. Adams: Changes in the brain volume and blood content after experimental concussion. Ann. Surg. 118, 619—634 (1943).

Williams, D.: The abnormal cortical potentials associated with high intracranial pressure. Brain 62, 321—334 (1939).

WILLIAMS, D., and D. DENNY-BROWN: Cerebral electrical changes in experimental concussion. Brain 64, 223—238 (1941).

WINDLE, W. F., and R. A. GROAT: Disappearance of nerve cells after concussion. Anat. Rec. 93, 201—209 (1945).

— — and C. A. FOX: Experimental structural alterations in the brain during and after concussion. Surg. Gynec. Obstet. 79, 561—572 (1944).

— — and H. W. MAGOUN: Functional and structural changes in the central nervous system during and after experimental concussion. Trans. Amer. neurol. Ass. 117—122 (1944).

— W. A. RAMBACH jr., M. DE RAMIREZ, R. DE ARELLANO, R. A. GROAT and R. F. BECKER: Water content of the brain after concussion and its noncontributary relation to the histopathology of concussion. J. Neurosurg. 3, 157—164 (1946).

WYCIS, H. T.: The mechanical role of the cerebrospinal fluid in cerebral concussion. Confin. neurol. (Basel) 8, 292—299 (1947).

ZÜLCH, K. J.: Morphologische Befunde bei Hirnschwellung. Zbl. Neurochir. 5, 166—175 (1940).

— Hirnoedem, Hirnschwellung, Hirndruck. Zbl. Neurochir. 11, 350—355 (1951).

— Hirnoedem, Hirnschwellung, Hirndruck. Zbl. Neurochir. 12, 174—186 u. 365 (1952).

— Anatomie der gedeckten traumatischen Hirnschädigungen und ihre Folgezustände. In E. REHWALD, Das Hirntrauma. Stuttgart: Thieme 1956.

Namenverzeichnis

Die *kursiven* Ziffern beziehen sich auf Zitate im Schrifttum

Sachverzeichnis

Monographien aus dem Gesamtgebiete der Neurologie und Psychiatrie

Herausgegeben von M. MÜLLER, Bern, H. SPATZ, Frankfurt/M., P. VOGEL, Heidelberg

Zuletzt erschienen

Heft 95: Die experimentelle Psychose

Ihre Psychopharmakologie, Phänomenologie und Dynamik in Beziehung zur Person. Versuch einer konditional-genetischen und funktionalen Psychopathologie der Psychose.
Von Dr. med. HANSCARL LEUNER, Privatdozent für Psychiatrie und Neurologie an der Klinik für Psychische und Nervenkrankheiten der Universität Göttingen. Mit 20 Abbildungen. X, 275 Seiten Gr.-8°. 1962.　　　　Steif geheftet DM 69,60

Heft 96: Der frühkindliche Autismus

Eine klinische und phänomenologisch-anthropologische Untersuchung am Leitfaden der Sprache.
Von Dr. GERHARD BOSCH, Privatdozent für Neurologie und Psychiatrie, Oberarzt und Leiter der kinderpsychiatrischen Abteilung der Nervenklinik der Stadt und Universität Frankfurt a. M. VIII, 123 Seiten Gr.-8°. 1962.　Steif geheftet DM 36,—

Heft 97: Das subdurale Hämatom und die Pachymeningitis haemorrhagica interna

Von Dr. GÜNTHER WOLF, Privatdozent für Psychiatrie und Neurologie, Oberarzt an der Psychiatrischen und Neurologischen Klinik der Universität des Saarlandes in Homburg/Saar. Mit 38 Abbildungen. VI, 118 Seiten Gr.-8°. 1962.
　　　　　　　　　　　　　　　　　　　　　　Steif geheftet DM 39,80

Heft 98: Die Architektonik des menschlichen Stirnhirns

Zugleich eine Darstellung der Prinzipien seiner Gestaltung als Spiegel der stammesgeschichtlichen Differenzierung der Großhirnrinde.
Von Dr. med. FRIEDRICH SANIDES, Privatdozent für Neuroanatomie an der Universität Frankfurt a. M. Mit 75 Abbildungen und 48 Tafeln. VIII, 201 Seiten Gr.-8°. 1962.　　　　　　　　　　　　　　　　　Steif geheftet DM 79,80

Heft 99: Die Beurteilung des Behandlungserfolges in der Psychotherapie

523 acht- bis zehnjährige Katamnesen psychotherapeutischer Behandlungen von organneurotischen und psychosomatischen Erkrankungen.
Von Dr. JOHANNES CREMERIUS, Medizinische Poliklinik der Universität München. IV, 102 Seiten Gr.-8°. 1962.　　　　　Steif geheftet DM 29,60

Heft 100: Morphologische Aspekte der Epilepsien

Pathogenetische, pathologisch-anatomische und klinische Probleme der Epilepsien.
Von JÜRGEN PEIFFER, Privatdozent für Neurologie und Psychiatrie, Oberarzt der Neurologischen Universitätsklinik in Gießen. Mit 29 Abbildungen. IV, 185 Seiten Gr.-8°. 1963.　　　　　　　　Steif geheftet DM 48,—